Praktische Uebersicht
der vorzüglichsten
Heilquellen Teutschlands
nach eignen Erfahrungen

von

Dr. Christ. Wilh. Hufeland,
Königl. Preuß. Staatsrath, erstem Leibarzt, Ritter des rothen Adler-Ordens erster Klasse ꝛc.

Herausgegeben und ergänzt

von

Dr. E. Osann,
Königl. Preuß. Geh. Med.-Rath, Professor, Ritter des rothen Adlerordens dritter Klasse mit der Schleife ꝛc.

Vierte vermehrte Auflage.

Berlin 1840.
Bei G. Reimer.

Vorrede.

Die nämlichen Ursachen, die mich vor mehrern Jahren veranlaßten, fragmentarische Bemerkungen über die vorzüglichsten Heilquellen Teutschlands in meinem Journal mitzutheilen, die Aufnahme, die sie fanden, und so manche an mich ergangene Aufforderungen, erzeugten in mir den Entschluß, sie zu sammeln, zu vermehren, und in einer eignen Schrift herauszugeben. Eine in Holland erschienene, von dem würdigen Thomas a Thuessink veranstaltete Sammlung derselben brachte diesen Entschluß zur schnellern Ausführung.

Ich habe diese Darstellung eine praktische Uebersicht genannt, damit man gleich wisse, was man zu erwarten habe. Nicht eine vollständige oder genauere chemisch-physikalische Untersuchung der Mineralwasser überhaupt, welche schon Zückert, Hofmann, Fuchs, Kühn, Zwierlein sattsam gelieliefert haben, sondern ein lebendiges, aus dem Leben selbst geschöpftes, Gemälde ihrer medicinischen Eigenschaften und Kräfte, ihres Verhaltens zum Lebenden, und alles dessen, was dem praktischen Arzt zu ihrer Benutzung zu wissen nöthig ist.

Ich habe dabei vorzüglich gestrebt, den specifischen Charakter, das Auszeichnende einer jeden der vorzüglichen Heilquellen herauszuheben, als worauf es bei der Auswahl am meisten ankommt.

Ich habe nichts gesagt, was ich nicht durch eigne Erfahrungen erprobt und bestätigt hätte. Wo mir diese fehlten, habe ich es bemerkt, und ich bitte daher, das Mangelnde nicht als Beweis von Nachlässigkeit oder wohl gar Geringschätzung zu betrachten.

Endlich habe ich, blos für den Arzt und den ärztlichen Gebrauch, Tabellen der Heilquellen, nach ihrem medicinisch vorherrschenden Charakter, beigefügt, wodurch, wie ich hoffe, die praktische Uebersicht und die Auswahl noch mehr erleichtert werden wird.

Das Ganze möge man als einen Zoll des Dankes ansehen, den ich dieser großen, ganz eigenthümlichen, und nach ihrem wahren Werth noch lange nicht genug erkannten und gewürdigten Klasse von Naturproducten abtrage für so vieles Herrliche, was sie schon der leidenden Menschheit erzeigt, für so manchen Dienst, den sie auch mir in meiner praktischen Laufbahn geleistet haben. — Preis und Ehre Dem, der die Brunnen der Tiefe und des unterirdischen Lebens eröffnet hat, um daraus unversiegbare Quellen des Lebens und der Gesundheit auf die Erde hervorströmen zu lassen!

Berlin, im Mai 1815.

Dr. Hufeland.

Vorrede
zur zweiten Auflage.

Mit Dank erkenne ich die geneigte Aufnahme, die dieses Buch gefunden, und die eine zweite Auflage nöthig gemacht hat. Sie ist durch mehrere Zusätze und einige neue Quellen, z. B. Marienbad, Ober-Salzbrunn, Baden in Schwaben, Berka, vermehrt worden; doch habe ich dabei die beiden Hauptgrundsätze dieses Buches treu beobachtet, nur solche Heilquellen aufzuführen, die ich aus eigner Erfahrung kenne, und von jedem derselben möglichst das Eigenthümliche, den specifischen Charakter, herauszuheben.

Berlin, im März 1820.

Vorrede
zur vierten Auflage.

Mit Vergnügen habe ich der an mich ergangenen Aufforderung entsprochen und die neue Ausgabe einer Schrift übernommen, welche seit ihrem ersten Erscheinen von einem so entschiedenen Einfluß auf die praktische und wissenschaftliche Bearbeitung der Lehre der Heilquellen gewesen ist, — so wichtig nicht blos für die richtige Beurtheilung der Heilkräfte und die zweckmäßige und vielseitigere Benuzzung der einzelnen Heilquellen, sondern auch für die Begründung einer besondern und selbstständigen Doctrin dieses lehrreichen und vielumfassenden Zweiges der Heilmittellehre.

Es haben sich allerdings seit der ersten Ausgabe dieser Schrift in der Physik und Chemie neue Ansichten und Theorien geltend gemacht, welche von mehreren hier aufgestellten Behauptungen wesentlich abweichen. Gleichwohl habe ich es nicht für passend erachtet, in dem vorliegenden Texte hierauf bezügliche Veränderungen mir zu erlauben, da dieses nicht hätte geschehen können, ohne den eigenthümlichen Ansichten des verehrten Herrn Verfassers zu nahe zu treten und dadurch dem Wesen und Zweck des Ganzen zu schaden. Hätte ich den Text mit einem zeitgemäßen, vollständigen Commentar ausgestattet, in welchem diese neueren Ansichten und Theorien nach Verdienst gewürdiget worden wären, so würde gleichfalls die ganze Schrift eine andere geworden, und sie sowohl in ihrer Form, wie in ihrem Gehalte nicht dem ursprünglichen Zwecke ihres Verfassers entsprochen haben.

Ich habe mir daher keine wesentlichen Veränderungen im Texte selbst erlaubt, — nur theilweise Ergänzungen in Bezug auf neuere Analysen, Verbesserungen älterer und Einführung zweckmäßigerer Einrichtungen in einzelnen Kurorten, — so wie Nachträge im Betreff einiger Heilquellen, welche neuerdings unter den vorzüglichsten Teutschlands eine wohlverdiente und ehrenvolle Stelle erhalten haben, und welche gleichwohl in den früheren Ausgaben dieser Schrift entweder ganz fehlen, oder nur kurz erwähnt werden konnten.

Berlin, den 16. April 1840.

Dr. E. Osann.

Inhalt.

Allgemeine Bemerkungen

über

Mineralwasser und ihren Gebrauch.

Man wird sich vielleicht wundern, daß Jemand, der kein Brunnenarzt ist, über diesen Gegenstand zu schreiben unternimmt. Aber ich fühle mich dazu auf mehr als eine Weise veranlaßt, ja getrieben.

So lange ich Arzt bin, habe ich diese Klasse der Heilmittel vorzüglich verehrt, und ihnen eine besondere Aufmerksamkeit gewidmet. Die erste Veranlassung dazu gaben mir Fr. Hoffmann's Schriften, den man mit Recht als den wissenschaftlichen Einführer ihres Gebrauchs ansehen kann, und dann mein Vater — dessen Andenken mir zu heilig ist, um es nicht auch bei dieser Gelegenheit mit Dank und Rührung zu erwähnen, — ein ächter hippocratischer Praktiker, der ihren Werth durch vieljährige Erfahrung schätzen gelernt hatte. Ich wendete sie in der Folge in meiner Praxis häufig an, und meine eigene Erfahrung bot mir so auffallende Beweise ihrer Wirksamkeit dar, daß meine Ueberzeugung von ihrem großen Werthe noch mehr befestiget wurde. Ich habe die meisten selbst besucht, und mich an Ort und Stelle von ihrer ursprünglichen Beschaffenheit und den Eigenthümlichkeiten der Localität unterrichtet, die Belehrungen ihrer Vorsteher benutzt; und so glaube ich mir über die Eigenschaften und Anwendung der vorzüglichsten derselben genaue Kenntnisse erworben zu haben, und nichts Unnützes zu thun, wenn ich die Resultate davon dem Publikum vorlege.

Ja ich möchte behaupten, so paradox es auch klingt, daß das Zeugniß eines entfernten Arztes, über den Werth und die Eigenschaften eines Brunnens, in mancher Hinsicht beweisender und belehrender ist, als das des gegenwärtigen Brunnenarztes; einmal, weil bei ihm jeder Einfluß, wenigstens jeder Verdacht der Partheilichkeit wegfällt, zweitens weil er die Wirkungen des Heilquells weit mehr in ihrer Verbindung mit entfernten Ursachen und Folgen, genug in einer weit vollkommnern Uebersicht des Ganzen (die genauere Kenntniß der Individualität nicht einmal gerechnet), erkennen kann, als der Brunnenarzt, der gewöhnlich nur die unmittelbaren Wirkungen, und also nur ein Fragment der ganzen Kur sieht.

Mein Zweck kann nicht seyn, ausführliche Abhandlungen darüber zu liefern, die man in den eigen darüber erschienenen Werken besser finden wird, sondern nur, was mich meine Erfahrung über ihren Gebrauch gelehrt hat, treu und unbefangen mittheilen, und, so viel möglich, das Eigenthümliche jedes Heilquells, seinen spezifischen Character, herauszuheben, welches die gewöhnlichen Schriften darüber, die sich auf alles verbreiten müssen, weniger zu thun vermögen; daher dann oft bei ihnen, weil in der Menge der Wirkungen und Krankheiten das Eigenthümliche sich verliert, die Kräfte der Wasser sich fast ähnlich erscheinen, und jedes gegen alle Krankheiten hilft, so daß dem sie blos daraus kennenden Arzte die Auswahl sehr schwer wird.

Ich fühle mich hierzu um so mehr aufgefordert, da ich bei einem großen Theile der jüngern Aerzte eine auffallende Gleichgültigkeit und Unwissenheit in Betreff dieser wichtigen Mittel bemerke, die ihren Grund theils in dem mangelhaften Unterrichte, der hierüber auf Academieen gegeben zu werden pflegt, theils und vorzüglich in den herabsetzenden Machtsprüchen mancher neuen Systematiker hat, welche den Werth der Mittel mehr nach hypothetischen Voraussetzungen, als nach Erfahrung, würdigen.

Aber man muß die einzige, oft alle Erwartung übersteigende, wundervolle Kraft dieser Mittel selbst beobachtet haben, um nicht nur überhaupt ihren Werth nach Verdienst schätzen zu lernen, sondern auch um ihre Kräfte und Wirkungen im einzelnen zu erkennen und zu würdigen. Denn so sehr ich die Verdienste der Chemie und die Analyse ehre, und die chemische Eintheilung der Mineralwasser zu der naturhistorischen Uebersicht sehr zweckmäßig finde, so sehr bin ich doch überzeugt, daß die bloß chemische Kenntniß die Sache keinesweges erschöpft, und keinesweges dazu hinreicht, den Werth und die besondere Wirksamkeit eines Körpers auf den lebenden Organismus vollkommen und genau zu bestimmen, sondern daß dieses bloß durch Versuche im Lebenden selbst ausgemittelt werden kann, und daß also diese allein den Namen einer praktischen, d. h. aus dem Leben geschöpften und dem Heilkünstler in der Behandlung des Lebenden brauchbaren, Kenntniß verdient.

Aus eben dem Grunde kann ich unmöglich die nach dieser chemischen Analyse künstlich nachgemachten Mineralwasser für völlig gleich mit den natürlichen, und als ihnen durchaus zu substituiren, annehmen; denn außerdem, daß wir uns keinesweges anmaßen können, ihre Bestandtheile vollkommen zu kennen, so liegt schon in der Innigkeit der Mischung ein so auffallender Unterschied, daß die flüchtigen Bestandtheile, Wärme, Gas rc. ungleich schneller von dem künstlichen, als natürlichen Mineralwasser entweichen.

Es ist eine bekannte Erfahrung, daß ein künstlich bereitetes Selterwasser bei dem ersten Oeffnen der Flasche zwar reicher an Luftgehalt zu seyn scheint, aber nach einigenmalen Oeffnen ihn ganz verliert, da hingegen das natürliche, selbst offen stehend, mehrere Stunden lang noch einen bedeutenden Antheil behält. Das nehmliche gilt von der Wärme. Diese unterirdische, Jahrhunderte lang fortgesetzte, Erhitzung ist eine ganz andre, innigere, als die von uns im Ofen unternommene. Eine aus diesem Quell geschöpfte Menge Wasser behält wohl dreimal länger die Wärme, als eine ähnliche von uns gekochte. Dies ist aber für die Wirkung von der größten Wichtigkeit; denn, statt daß bei dem künstlichen Wasser das kohlensaure Gas sich im Magen und seiner Wärme völlig entwickelt, und wenig oder nichts davon ins Blut übergeht, wird bei dem natürlichen nur ein

Theil sich im Darmkanal entwickeln, ein großer Theil der fester gebundenen Kohlensäure aber mit ins Blut übergehen, und da noch ausgezeichnete Wirkungen, auch in entfernten Organen, z. B. den Lungen, hervorbringen, welche das künstliche nie hervorbringen kann. Und eben das gilt von der Wärme. Glaubt man nicht, daß ein solcher Reichthum fester gebundnen und inniger verbundnen Wärmestoffs, der hier in den Organismus übergeht, und sich in ihm erst entwickelt, weit durchdringendere und eigenthümlichere Wirkungen in demselben hervorbringen muß, als jener geringere und nur flüchtig anhängende Antheil?

Das künstliche Selterwasser ist gewiß ein höchst schätzbares kohlensaures Wasser, aber Selterwasser ist es nicht. Eben so ist das, nach der chemischen Analyse zusammengesetzte Karlsbader-Wasser ein recht brauchbares medizinisches Laugenwasser, aber kein Karlsbader-Wasser. Man lasse das erstere einige Wochen trinken, und man wird gewiß Atonie des Verdauungs- und allgemeinen Systems erfolgen sehen. Das Karlsbader-Wasser kann man hingegen Monate lang trinken, ohne diese Folgen, ja mit zunehmendem Appetit und Kraft. — Beweis genug, daß letzterem etwas beiwohnt, was ersterem fehlt, und was die nachtheilige Wirkung des Laugensalzes wieder aufhebt.

Ich komme immer wieder darauf zurück, was ich schon öfter gesagt habe, daß die Mineralwasser eine große, ganz eigene Klasse von Naturproducten und Agentien darstellen, und daß unsere Chemie noch lange nicht im Stande ist, über ihre Mischung,

Werth oder Unwerth, zu entscheiden. Sie kann weiter nichts sagen, als: die Zersetzung des Wassers giebt nach dem jetzigen Zustande der Chemie folgende Resultate und Producte, die wir uns erlauben Educte zu nennen. — Nun aber frage ich, einmal: war denn der Stoff, den ihr nach der Zersetzung fandet, auch wirklich schon so im Wasser, oder ist er erst durch die Zersetzung und die dazu nöthige Einwirkung äußerer Agentien entstanden, also kein Educt, sondern ein Product? — Ferner: waren diese Stoffe, wenn sie auch darin enthalten waren, so, in dieser Art und Form darin, wie jetzt nach der Zersetzung, und kommt es nicht weit mehr auf die Darstellung und Mischung der Grundstoffe, als auf sie selbst, in Absicht der Wirkung an? — Welcher himmelweite Unterschied ist in Absicht der Wirkung unter dem nämlichen Körper in verschiedener Form, — fester, flüssiger und Dunstgestalt (man denke sich nur Eis, Wasser, Dunst)? — Kann man im eigentlichen Verstande sagen, man kennt einen Körper in seinem lebendigen Seyn, wenn man sein Skelet kennt? — und mehr oder weniger sind alle chemische Analysen, die doch immer nur erst Producte von Zersetzungs- d. h. Tödtungsprozessen sind, nichts weiter. Denn nicht bloß die organischen Körper, sondern auch die unorganischen haben ihr lebendiges Seyn. Wie verschieden sind die verschiedenen Arten des Weins? Würzburger, Hochheimer, Johannisberger, Thüringer, Burgunder? Die Zunge des Kenners, auch die verschiedenen Wirkungen im Organismus, unterscheiden sie sehr gut. Aber der Chemie sind sie alle

Wein, und nicht merklich in ihren Grundstoffen verschieden. Und gesetzt, wir wollten dies alles zugeben, so könnte man doch nur sagen: der und der Körper hat für den jetzigen Standpunkt der chemischen Kenntniß die und die Bestandtheile. Folgt aber daraus, daß er überhaupt nicht noch andere haben kann? — Keinesweges. Es ist bekannt genug, daß schon jetzt es mehrere Bestandtheile, und zwar von der höchsten Wichtigkeit für den Organismus, giebt, von denen die Chemie nichts sinnlich darstellen kann, die also für sie gar keine Existenz haben, und von denen man gar nichts wissen würde, wenn wir sie nicht durch ihre Wirkungen auf das Lebende kennten. Ich erinnere nur an das Acre, das Narcoticum, und den flüchtigen Stoff so vieler andern Arzneikörper. — Vor 30 Jahren glaubte die Chemie ebenfalls über das Daseyn und Nichtdaseyn der Grundstoffe entscheiden zu können; und welche neue Welt von Bestandtheilen ist ihr durch die Entdeckung der pneumatischen Chemie aufgegangen? Glauben wir denn nun am Ende zu seyn? Wie ganz anders kann und wird das chemische Naturreich in wieder 30 Jahren aussehen. Nur die Entdeckung eines einzigen neuen noch feinern Reagens, eines neuen chemischen Sinnes, und eine neue Welt wird ihr aufgehen. — Nun diesen feineren Sinn findet der Arzt im lebenden Organismus, und dieser ist eigentlich das einzige wahre Reagens, mit dem er die Natur prüfen muß, und dessen verschiedenes Verhalten zu den verschiedenen Kräften und Stoffen derselben eigentlich seine ganze Kenntniß, so wie das zweckmäßige Benutzen desselben seine ganze Kunst ausmacht. Die Chemie sey und bleibe uns ein höchst schätzbares Mittel zur naturhistorischen Erkenntniß und Klassification der Körper, aber zur Würdigung derselben in Beziehung ihres Verhaltens auf das Lebende, und noch weniger zur Gesetzgeberin in den Regionen des Lebens kann und darf sie uns nicht dienen.

Einige haben den ganzen Nutzen der Mineralwasser in die damit verbundene Reise, Zerstreuungen und Veränderungen der Lebensweise gesetzt, und ich gebe zu, daß diese sehr viel beitragen können. Aber den ganzen Nutzen darein zu setzen, erlaubt mir meine Ueberzeugung nicht: denn wir sehen ja auch zu Hause bei ihrem Gebrauche die herrlichsten Wirkungen, und wie manchen habe ich gesehen, der ganz Europa ohne Besserung durchreist war, und nun in Pyrmont, Driburg, Karlsbad, Nenndorf, oder ähnlichen großen Bädern, Hülfe fand.

Was die Eintheilung der Mineralwasser betrifft, so halte ich, so wie überhaupt mit allen Heilkörpern, bei dem jetzigen Wechsel der Theorien in der Heilkunde, die Eintheilung nach den herrschenden Bestandtheilen für die steteste und brauchbarste; also, in eisenhaltige, schwefelhaltige, laugenhafte und salzige. Hoffmanns Taschenbuch ist zu einer kurzen Uebersicht am meisten zu empfehlen, — zu einer umfassenderen Bleys Taschenbuch für Aerzte, Chemiker und Badereisende. Leipzig 1831.

Man erlaube mir, nun noch einige Bemerkungen über ihren Gebrauch im allgemeinen vorauszuschicken.

Unstreitig ist der Gebrauch der Mineralwasser unmittelbar aus der Quelle, d. h. aus den lebendigen Händen der Natur selbst, der einzige wahre, und bei welchem allein man das Naturproduct ganz, in seiner vollen Kraft und Reinheit, genießt. Sie sind so reich an flüchtigen Stoffen, die wir schon kennen, und gewiß nicht weniger an solchen, die wir nicht kennen, daß die geringste Trennung vom Ganzen, von ihrer gewöhnlichen Temperatur, der bloße Uebergang aus ihren unterirdischen Laboratorien zur ersten Berührung mit Tageslicht und atmosphärischer Luft, schon eine höchst beträchtliche Entmischung und Zersetzung in diesen feinern Stoffen bewirken muß, so, daß man sie, genau genommen, unmittelbar aus der Quelle mit den Lippen trinken sollte, (so wie der Säugling nur unmittelbar aus seiner Mutterbrust die wahre Lebensmilch trinkt); und, da sich dies nicht wohl thun läßt, wenigstens in der möglichsten Schnelligkeit den Becher zum Munde führen sollte; denn gewiß ist jeder Augenblick Verzögerung auf diesem Wege mit großem Verluste der Heilkraft verbunden. — Dasselbe gilt vom Bade. Auch hier vermindert das Schöpfen und Transportiren, noch mehr das künstliche Erwärmen *) die Kraft des

*) Ich kann hierbei nicht unterlassen, einige Regeln zu bemerken, die mir nicht genug beobachtet zu werden scheinen, und die doch für die Wirksamkeit der künstlich gewärmten Mineralwasser höchst wichtig sind. Einmal, daß das Heilwasser unmittelbar vor dem Baden geschöpft, und in verschlossenen Gefäßen zum Bade gebracht werde; zweitens, daß, da die eigent-

Wassers, und es haben in dieser Hinsicht die Quellen unstreitig bedeutende Vorzüge, denen die Natur eine solche Temperatur gab, daß man gleich nach ihrem Hervorquellen in ihnen baden kann, und solche Badeeinrichtungen, in die sich der Quell unmittelbar aus der Erde ergießt, wie z. B. Wisbaden, Aachen, Karlsbad, Töplitz, Warmbrun, Landeck, Ems.

Jedes Mineralwasser in der Entfernung gebraucht, muß also schon als ein nicht bloß schwächerer, sondern auch selbst in der Wirkungsart mehr oder weniger veränderter Körper betrachtet werden. Allerdings wird dabei sehr viel darauf ankommen, ob die Flaschen über oder unter dem Wasser gefüllt, schneller oder langsamer verstopft, gut oder schlecht verwahrt, irdene oder gläserne sind, vorzüglich auch (ein Umstand, den man viel zu wenig beachtet), ob sie unterwegs heißer Temperatur ausgesetzt worden u. s. w.; und es ist nicht zu läugnen, daß durch große Aufmerksamkeit auf diese Umstände ein großer Theil der Kraft erhalten werden kann. Aber was ist dies gegen die ursprüngliche frische Fülle ihrer Kraft? — Gerade von den stärksten Mineralwassern (z. B. dem Pyrmonter, Driburger) ist es bekannt, daß ihr Ueber-

liche Kraft in dem kalten Theile des Badewassers liegt, man den warmen Antheil recht kochend heiß machen lasse, um weniger davon nöthig zu haben; und endlich, daß man das heiße erst unmittelbar vor dem Einsteigen zumischen lasse, weil gerade dieser Moment der Entwickelung der flüchtigen Theile der wirksamste des ganzen Bades ist.

schuß an flüchtigen Gasarten so groß ist, daß er die Flaschen zersprengen würde, und man also sie absichtlich einige Minuten nach dem Füllen offen stehen läßt, um diesen Ueberschuß verdunsten zu lassen, und es folgt hieraus der paradoxe, obgleich wahre Satz, daß man die schwächern Wasser eher noch in der Entfernung sich gleich erhalten kann, als die stärkern. Manche überdieß, z. B. das Karlsbader-Wasser, lassen sich ganz und gar nicht versenden, weil sie ihre ganze Mischung und Natur verlieren, die bei ihnen durchaus von der ursprünglich ihnen beiwohnenden Wärme und feinern Stoffen abzuhangen scheint. Immer aber ist der unmittelbare Effect des Versendens der, daß die flüchtigen Theile weniger, und die fixen, wenigstens verhältnißmäßig gegen den ursprünglichen Zustand, überwiegender werden, und daß ferner die letztern, als nun weniger fein aufgelöset, mehr hervortreten, und roher einwirken, genug daß das Ganze an Character der Flüchtigkeit und Durchdringlichkeit verliert, der eben das Unschätzbare und Einzige dieser Mittel ausmacht, dafür aber neue Eigenschaften erhält, die die rohere Form der fixen Ingredienzien mit sich bringt. Deswegen sehen wir auch die Wirkung der entfernt getrunkenen Mineralwasser nicht bloß schwächer, sondern auch verändert; und im Allgemeinen habe ich gefunden, daß sie weniger das allgemeine System, Kopf und Brust, angreifen und reizen, aber mehr den Magen und Darmkanal, folglich weniger erhitzen, aber mehr purgiren, welches sich aus dem eben gesagten rohen Hervortreten der fixen salinisch erdigten Bestandtheile und Verminderung der geistigen leicht erklärt. Aber eben deshalb kann für manche Subjecte der entfernte Gebrauch des Mineralwassers wohlthätiger seyn, als der an der Quelle; z. B. bei Personen mit schwacher reizbarer Brust, großer Geneigtheit zu Congestionen nach dem Kopfe, Blutflüssen, oder mit materiellen Krankheiten des Darmkanals und Unterleibs behaftet, die eben eine stärkere ausleerende Wirkung erfordern.

Es sind für den Gebrauch der Mineralwasser von alten Zeiten her gewisse Regeln in Absicht auf Zeit, Maaß, Dauer, Diät ꝛc. festgesetzt worden, die auf den ersten Anblick den Schein eines alten Herkommens oder einer Pedanterie haben, und daher auch von manchem modernen Arzte verlacht werden, — ob mit Recht oder mit Unrecht, und ob nicht viele dieser alten Formen, so wie überhaupt, auf einem sehr richtigen Grunde beruhen, wird sich bei der folgenden Untersuchung zeigen, die als eine Kritik und Bestimmung des Brunnengebrauchs nach den Grundsätzen der neueren, aber auf Erfahrung gegründeten, Heilkunde betrachtet werden kann.

Ehe ich mich aber ins einzelne einlasse, muß ich einige allgemeine Grundsätze aufstellen, die als leitende Prinzipien für das folgende dienen können.

I. Jedes Mineralwasser muß nicht bloß als ein reizender Arzneistoff, sondern auch als ein Gegenstand der Verdauung, und zwar als ein roher nicht leicht zu verdauender Stoff, betrachtet werden, dessen Schwerverdaulichkeit im Verhältniß der Menge seiner fixen Bestandtheile, und dabei wieder, in Hinsicht auf ihre qualitative Verschiedenheit, in folgendem Verhältniß, zunimmt: Salze, Schwefel, Erden, Eisen.

II. Die gehörige Verdauung des Brunnens muß also die erste Sorge seyn, und, da überdies das Verdauungssystem während einer Brunnenkur immer als im Kampfe mit einer rohen Natur und also als in einem gereizten und geschwächten Zustande betrachtet werden muß, so muß die vorzüglichste Aufmerksamkeit auf Unterstützung dieses Systems, theils durch eine gute Diät, theils durch Mittel, gerichtet werden.

III. Jede Brunnenkur greift den Körper an, und bringt im Organismus einen theils aufgereizten, theils geschwächten Zustand hervor, erhöhte Reizbarkeit mit verminderter Kraft, vermehrte Bewegungen des Gefäßsystems, die bis ans fieberhafte steigen können, Congestionen des Bluts, ungewöhnliche Vermehrungen und Hemmungen der Absonderungen, neue Verhältnisse zu sich und der Außenwelt. Jede Brunnenkur muß als eine künstliche Krankheit betrachtet, und dem gemäß die Behandlung eingerichtet werden. Vermeidung aller zu reizenden und schwächenden Einwirkungen, ungleicher Anstrengungen einzelner Organe, Erhaltung des Gleichgewichts der Krafte und der Blutbewegung, Freiheit der Secretionen, doch ohne zu starke Beförderungen, sind die Hauptmomente.

IV. Jede Brunnenkur muß, vermöge der dabei geschehenden chemischen Einwirkungen und positiven Mittheilungen in dem Organismus, die z. B. bei Eisen- und Schwefelwassern ganz in die Augen fallend sind, als ein chemisch animalischer Prozeß betrachtet werden, der die wichtigsten Veränderungen in der organischen Mischung, sowohl zur Bindung, als zur Zersetzung der Materien, hervorbringen kann. Dieser Prozeß ist nun nach der chemischen Verschiedenheit des Brunnens qualitativ verschieden, und erfordert bei Anwendung der Diät und der ganzen Leitung seine eigenthümliche Rücksicht. Ich will nur an die Nachtheile der Säuren, in Arzneien und Nahrungsmitteln, bei dem Gebrauch laugenhafter Wasser erinnern.

V. Dieser durch den Brunnen erregte organische Heilungsprozeß dauert auch noch nach dem Gebrauche eine Zeit lang fort, und bringt erst nach seiner vollkommenen Endigung die wirkliche Krise hervor; daher auch die Zeit der Nachwirkung wohl beachtet und behandelt werden muß.

Untersuchen wir nun hiernach die allgemeinen und genauen Bestimmungen ihres Gebrauchs.

Zuerst stellt sich uns eine sehr große Verschiedenheit in Absicht auf die zu trinkende Menge dar, und man kann darnach dreierlei Gebrauchsarten annehmen: die starke Kur, wenn man so viel nach einander trinkt, als der Magen nur zu fassen vermag; die mittlere, wenn man nur so viel zu sich nimmt, daß man nicht die mindeste Beschwerlichkeit davon empfindet; die kleine, wenn man nur den sechsten oder achten Theil dessen, was man trinken könnte, zu sich nimmt. In der alten Zeit bediente man sich fast ausschließlich nur der erstern, im Nothfalle bloß der mittlern, und die letzte kannte man gar nicht. Ein jeder suchte so viel Wasser sich einzugießen, als möglich war, mit der festen Ueberzeugung, daß, wer am meisten tränke, auch den größten Profit von der Kur haben müsse. — Es ist in der That kaum glaublich, zu welcher Virtuosität es mancher darin brachte und noch bringt. Es sind mir Beispiele bekannt, wo 20, 30 und mehr Becher Karlsbader- und Pyrmonter-Wasser, jeder zu 4 Unzen, in einem Vormittage getrunken worden, welches, wenn man auch nur 3 Unzen jedesmal rechnet, immer eine Quantität von 6 bis 8 Pfund Wasser ausmacht. — In den neuern Zeiten bedient man sich bloß der beiden letztern, und verwirft die erstere fast gänzlich. Beides scheint mir unrecht, und ich glaube, daß keine dieser Gebrauchsarten geradezu verworfen oder empfohlen werden kann, sondern daß jede unter gewissen Umständen ihren Werth hat. Dies genau zu bestimmen, wollen wir die Vortheile und Nachtheile einer jeden betrachten.

Bei der starken Kur, die man als eine künstliche Ueberschwemmung des Magens, Darmkanals und der Gefäße betrachten kann, ist die unmittelbare Folge der gewaltsamen Ausdehnung des Magens und der Gedärme, heftige Reizung dieser Organe, des Gefäßsystems, der Absonderungsorgane und des Nervensystems. Hier kommt es nun auf den individuellen Grad der Energie und Reizbarkeit des Subjects, und die besondere Beschaffenheit des Subjects, und die besondere Beschaffenheit des krankhaften Zustandes an; so wie man ferner bei dieser Untersuchung die Wirkung des Wassers als Reizstoff und als zu assimilirender Sto wohl unterscheiden muß. Die erstere richtet sich nach den dynamischen Gesetzen, die zweite nach den chemischen der Affinitäten im Organismus; und es kann nicht oft genug erinnert werden, daß die Verdaulichkeit und Assimilirbarkeit eines Stoffes durchaus nicht eins und dasselbe mit seiner Reizkraft ist, und daß, besonders bei dieser Klasse der Mittel, nicht bloß ihre reizende Wirkung, sondern auch ein positiver Uebergang mehrerer ihrer Bestandtheile in die Masse der Säfte in Anschlag zu bringen ist. — Ist ein hinlänglicher Grad von Energie im Verdauungs- und Gefäßsysteme vorhanden, so kann der Magen mit der Verdauung und das Gefäßsystem mit der Assimilation dieser großen Masse wohl fertig werden, und die Folge wird kräftig vermehrte Thätigkeit dieser Systeme, wohlthätige Beförderung der Absonderungen, und eine concentrirte mächtige Einwirkung der eigenthümlichen Kräfte des Heilmittels in den Organismus, also energische Erreichung des Heilzwecks seyn. Ja es kann durch einen solchen, mehrere Wochen lang fortgesetzten Gebrauch, eine so gewaltsame Erregung des ganzen Organismus, eine Art von künstlichem Fieber bewirkt werden, daß dadurch innere Revolution und Crisen möglich werden, durch die allein die Heilung mancher chronischer Krankheiten durchgesetzt werden kann. Denn wir wissen, daß es solche Grade von Atonie und Torpor, solche tief eingewurzelte und habituell gewordene Anomalien der Thätigkeiten, solche veraltete materielle Ansammlungen und Verderbnisse giebt, daß nur die bis auf den höchsten Punkt getriebene Reizung die schlafende Kraft zu erwecken, oder den so tief eingedrückten Character einer fehlerhaften Thätigkeit (der Fall bei den meisten alten Nervenkrankheiten) auszulöschen, oder den organisch-chemischen Prozeß der Bearbeitung und Ausleerung schadhafter Stoffe zu bewirken vermag. In solchen Fällen wird man das nie durch einen mäßigen, wenn gleich länger fortgesetzten, Gebrauch des Wassers erreichen, was man durch einen solchen gewaltsamen Angriff gleichsam im Sturme erringen kann, und dies sind die Fälle, wo es noch jetzt rathsam ist, nach der alten Weise zu verfahren, ob ich gleich zugebe, daß die Naturen, die es aushalten, jetzt seltner sind. — Noch passender und nothwendiger wird diese Methode seyn, wenn das Subject, worauf gewirkt werden soll, von einer schlaffen und phlegmatischen Constitution ist, und nur durch starke und gewaltsame Einwirkungen in Reaction gesetzt werden kann. — Dagegen aber ist es gewiß, daß weit öfter, besonders in jetzigen Zeiten, diese Kurart unanwendbar, nachtheilig, ja höchst gefährlich seyn wird. Setzen wir zuerst nur den Fall, der leider jetzt der gewöhnliche ist, daß das Verdauungssystem sich in einem geschwächten, und was davon unzertrennlich ist, anomalisch reizbaren Zustande befinde, so wird eine solche Ueberfüllung des Magens die beschwerlichste Flatulenz, Ausdehnung, Beängstigung, Magendrücken und Krämpfe hervorbringen, und die das Maaß der Verdauungskraft überschreitende Wassermasse, anstatt vermehrter Thätigkeit, Stillstand, krampfhafte Einsperrung und Verstopfung, im Darmkanal bewirken. Selbst die Verdauung und

Assimilation der wirksamsten Stoffe wird durch die Menge verhindert, und anstatt, nach dem eingebildeten Wahne, durch die große Menge des Genossenen auch mehr davon in den Körper aufzunehmen, wird man gerade umgekehrt sich weniger davon zueignen, als wenn man weniger getrunken hätte; nach dem bekannten Axion, daß nicht das, was man genießt, sondern das, was man verdaut, uns nährt und unser wird. — Ferner der Fall, wenn Vollblütigkeit, oder ein sehr reizbares oder schwaches Blutsystem vorhanden sind, und wo Congestionen des Bluts, Entzündung, Blutungen, selbst gefährliche apoplectische und suffocatorische Zufälle zu fürchten sind; noch mehr, wenn schon ein vorzüglich schwacher oder kranker Theil vorhanden ist, der dann am gewissesten der Sitz der Blutcongestion oder Entzündung werden wird. — Sind schwache und reizbare Nerven vorhanden, so werden Krämpfe und Nervenzufälle die Folge eines solchen Gebrauchs seyn.

Die **mittlere** Kur wird also unstreitig die allgemeinste und anwendbarste bleiben. Man trinkt nicht mehr, als der Magen mit Leichtigkeit zu verdauen im Stande ist, d. h. 4, 8, 12 Becher, jeden zu 3 Unzen gerechnet, und zwar mit Zwischenräumen von 8 bis 15 Minuten, die mit mäßiger Bewegung ausgefüllt werden.

Die **kleine** Kur, welche darin besteht, daß man mehrere Monate, ja Jahre lang, alle Morgen nur einen, höchstens zwei Becher eines kohlensauern Stahlwassers (denn nur bei diesem ist sie gewöhnlich), trinkt, hat ebenfalls ihren sehr großen Nutzen: einmal bei allen Personen, wo große Reizbarkeit der Blutgefäße oder Nerven, oder einzelner edler Eingeweide, z. B. der Lungen, hectische Anlage, jeden stärkern Gebrauch verbieten; ferner bei sehr eingewurzelten Krankheiten oder Krankheitsanlagen, wo nur ein äußerst lange fortgesetzter Gebrauch den Keim des Uebels gründlich zerstören kann, und der täglich fallende Tropfen oft mehr ausrichtet, als die concentrirteste Kraft eines Wasserstroms; und endlich nach dem Gebrauche einer vollen Kur, als Nachkur, um die guten Wirkungen zu fixiren.

Ein zweiter Punkt der Untersuchung ist die Zeit des Gebrauchs. — Was die Jahreszeit betrifft, so versteht es sich von selbst, daß die Sommermonate, wo Wärme, frohes Leben der Natur, Bewegung im Freien die Kur unterstützen, die passendste Zeit für den vollen Gebrauch sind; und ich füge nur noch die Bemerkung hinzu, daß ich es für höchst wichtig zum glücklichen Succeß halte, nur die eigentlichen Sommermonate zum Gebrauch zu wählen, weil die Wärme zuverlässig die erste Bedingung zu einer glücklichen Brunnenkur ist; theils indem nichts so sehr die Wirksamkeit des Mittels erhöht, theils weil der Körper durch die Kur viel reizbarer und für Erkältung empfänglicher wird, und endlich, weil durch die Wärme und dadurch bewirkte offene Haut manche nachtheilige Wirkungen der Mineralwasser verhütet werden, wohin ich besonders die Congestionen nach dem Kopf und nach der Brust rechne. Denn die Mineralwasser sind darin ganz dem Weine und andern gährenden Getränken, so wie auch den narcotischen Mitteln gleich, daß sie bei offener Haut und freier Ausdünstung weniger das Sensorium angreifen, da hingegen eine durch Abkühlung bewirkte Verschließung der Haut sogleich den Zustand der Berauschung hervorbringen kann. Es ist daher das beste, lieber später, wo die Luft noch vom Sommer erwärmt ist, als zu früh die Kur zu machen, und für das Klima von Teutschland, und die gebirgige Lage der meisten Gesundbrunnen, ist die beste Zeit von der Mitte des Julius bis zur Mitte des Augusts. Früher sind die Morgen zu kühl, worauf gerade bei diesem Gebrauch das meiste ankommt. — Anders ist es mit einer kleinen Kur, welche zu jeder Jahreszeit und mitten im härtesten Winter gebraucht werden kann.

Ueber die Tageszeit ist die allgemein angenommene Meinung, daß der frühe Morgen der angemessenste Zeitpunkt dazu sey, und in der Regel ist dies auch gewiß der Fall. Hier ist der Magen noch leer, folglich keine Collision mit anderer Verdauung zu fürchten, die Nerven des Magens noch in ihrer ersten, durch keinen andern Eindruck geschwächten Empfindlichkeit, folglich die Einwirkung des Wassers am kräftigsten, und hier ist auch die Verdauungskraft durch die nächtliche Ruhe gesammlet, und folglich die vollkommenste Verarbeitung des Brunnens zu erwarten. Selbst der Brunnen ist durch die nächtliche Ruhe stärker, das Gas gesammleter, und der erste Trinker hat auch in dieser Hinsicht den Vorzug vor allen folgenden. Daher gewiß die beste Methode die ist, gleich nach dem Aufstehen, wo möglich um 6 Uhr (doch muß dabei die Ge=

wohnheit in Anschlag gebracht werden) das Brunnentrinken anzufangen, es einige Stunden unter mäßiger Bewegung fortzusetzen, und dann erst, eine halbe Stunde nach dem letzten Glase, ein leichtes Frühstück, am besten Kaffee mit Zwieback, zu nehmen. — Doch giebt es nicht selten auch hierin Ausnahmen, besonders in unsern nervenschwachen Zeiten, die eine totale Umkehrung in den Tageszeiten des Lebens bewirkt haben. Statt daß ehedem (und noch jetzt bei natürlich organisirten Menschen der Schlaf stärkte, und der Morgen der Zeitpunkt der frischen, erneuerten Kraft, der Abend hingegen der Müdigkeit war, ist es jetzt bei dieser Klasse von Menschen, und dahin gehört der bei weitem größere Theil der Verfeinerten und Vornehmen, gerade umgekehrt. Der Schlaf schwächt sie, der Morgen ist die Zeit der Ermüdung und Schwerfälligkeit an Körper und Geist; erst Mittags fangen sie an zu leben, und der Abend ist erst der Zeitpunkt ihrer vollen Frischheit und Kraft. Die Ursache liegt in der Ueberreizung und Schwäche. Ein solcher Körper bedarf so sehr unaufhörlich wechselnder Reize und Restaurationen, und ist so wenig im Stande, von und durch sich selbst zu leben, daß eine sechs- bis achtstündige Unterbrechung dieser äußern Einwirkungen, die der Schlaf mit sich führt, sein ganzes Wesen in einen Zustand von Unthätigkeit und Reizlosigkeit, selbst den Blutumlauf in eine Trägheit und anfangende Stockung versetzt, welche nothwendig beim Erwachen das Gefühl von Schwere, Schwäche und Trägheit hervorbringt, ja bei sehr schwächlichen Personen selbst in Ohnmacht (völligen Stillstand des Blutumlaufs) übergehen kann. Das Erwachen der Augen ist bei ihnen noch kein Erwachen des Lebens; erst müssen durch fortgesetzte Reize die noch schlafenden andern Organe erweckt, in Gang gesetzt, und das Leben zu dem Grade von Erregung gebracht werden, der den freien Gebrauch desselben mit sich führt. Diesen Grad erreichen manche erst nach einem 12 Stunden lang fortgesetzten wachen Leben, d. h. des Abends. Man nöthige einen solchen Menschen, früh eine Viertelstunde zu Fuße zu gehen, er wird bis zur Ohnmacht ermüdet werden, und diese Strapaze den ganzen Tag empfinden. Abends hingegen kann er Stunden Wegs ohne Anstrengung gehen. — Eben so die Verdauungsfunction; auch der Magen muß erst durch successive Reize aus seinem Schlummer erweckt, und zu dem gehörigen Grade der Thätigkeit erhoben werden, wenn er verdauen soll; daher solche Leute früh gar nichts, Mittags nur wenig, Abends aber erst viel und mit vollem Appetite essen. — Lasse man nun einen solchen Magen gleich nach dem Erwachen mit einem kalten, kohlensauern, eisenhaltigen Mineralwasser überfüllen — was muß die Folge seyn? Eine Indigestion mit allen ihren Folgen: Magendrücken, auch wohl Krämpfe, Kopfweh, Aufblähung, Verstopfung oder Diarrhöe, Mangel an Appetit, Uebelbefinden. Wird nun überdieß noch, wie gewöhnlich, starke körperliche Bewegung dabei erzwungen, so wird der Zustand durch die allgemeine Kraftererschöpfung noch erbärmlicher. — Hier muß also durchaus von der allgemeinen Regel abgewichen werden, wenn gleich immer zum Nachtheile der Kur an sich, und Folgendes wird die beste Art des Gebrauchs seyn: Man lasse den Patienten zuerst nach dem Erwachen ein, mit flüchtig excitirender Kraft auf die Magennerven wirkendes, Getränk, vom besten Kaffee, oder, wenn dieß nicht passend ist, einen Theeaufguß von Orangenblättern, Melissen, Pfeffermünzkraut u. dergl. trinken, und sich allmählich in Bewegung setzen, und nun erst, eine auch zwei Stunden nach dem Erwachen, den Brunnen in ganz kleinen Dosen, etwa eine Unze auf zweimal, so, daß immer nur das geistige Obere abgetrunken wird, aber alle 6 — 8 Minuten wiederholt, trinken, und ja nur wenige active Bewegung dabei machen, die immer durch Ausruhen unterbrochen werden muß. Man theile ferner die zu trinkende Quantität, und lasse die andere Hälfte, oder das Dritttheil gegen Abend nach geendigter Verdauung, 3 Stunden nach dem Mittagsessen, trinken, wo ein solcher Magen weit geschickter zum Verdauen ist, als früh. Man unterstütze ihn ferner durch passende Reizmittel, wovon hernach mehr. — Auch eine gehörige Regulirung der Schlafenszeit wird hierbei von wichtigem Einflusse seyn. Nicht bloß, daß die gehörige Zeit des Niederlegens beobachtet, und der, besonders bei Brunnenkuren, so wohlthätige Vormitternachtsschlaf genossen werde, sondern daß man auch die Dauer des Schlafes nach dem obigen Grundsatze: „Auch zum Aushalten des Schlafes gehört Kraft," ordne, und den Schlaf nur bis zu dem Punkte dauern lasse, bis zu welchem die Kräfte ausreichen. Man theile also solchen nervenschwachen Personen, die sich leicht überschlafen*), ihr tägliches Schlafquantum in zwei Portionen, des Nachts zwei Dritttheil und Nachmittags ein Dritttheil, so daß sie zwar die nöthige Ruhe im Ganzen, aber nur nicht nach einander, genießen. Sie müssen sich also früh, nach fünf- oder sechsstündigem Schlafe (dies muß die Verschiedenheit des Subjects bestimmen) wecken lassen, und sie werden sich munter und gestärkt fühlen, auch ihren Brunnen besser vertragen, da hingegen, wenn sie noch ein Paar Stunden länger geschlafen hätten, sie in den Zustand der falschen Schwäche verfallen wären. Des Nachmittags können sie dann die noch übrigen ein bis zwei Stunden nachholen. — Die Gewohnheit, Mineralwasser auch bei der Mahlzeit zu trinken, ist schlechterdings zu verwerfen, da jedes selbst einfache Mineralwasser, durch die Menge des kohlensauern Gas, die Verdauung stört, und Blähungen, Kolik, Indigestion erregt. Dies gilt sogar vom Selterwasser, wie vielmehr von eisenhaltigen Wassern.

Ich kann nicht unterlassen, hier noch ein Wort von der gehörigen Abwartung der auf den Genuß des Brunnens folgenden 3 bis 4 Stunden, also die Zeit des Vormittags, und ihrer Wichtigkeit hinzuzufügen. Man muß diese Zeit als die Verdauungszeit des Mittels, und also, da dies der Hauptzweck

*) Ich weiß kein passenderes Wort dafür, nach der Analogie von Ueberessen, Ueberlaufen, Ueberhungern rc.

des Aufenthalts ist, als die wichtigste Zeit des Tages betrachten. Hier erst geschieht die völlige Aufnahme und Vertheilung der heilsamen Stoffe und Kräfte ins Blut und den ganzen Organismus, und es muß also alles vermieden werden, was dies hindern, oder dem Antriebe eine falsche, einseitige Richtung geben könnte, was sehr leicht möglich ist. — Ruhe ohne Schlaf ist daher die Regel dieses Zeitpunktes. — Ruhe, um diese gleichförmige Vertheilung und Assimilation, nebst der Sammlung der Kräfte, die bei schwächlichen Personen schon die Morgenpromenade erschöpfte, zu bewirken; aber ohne Schlaf, weil der Reiz des Wachens zur mäßigen Erhaltung der Thätigkeit der innern Organe nöthig ist, und das Schlafen die während der Wirkung des Brunnens immer vorhandenen Congestionen nach dem Kopfe vermehren, Kopfweh und Schwindel, ja bei Disponirten selbst Schlagfluß erzeugen könnte. Das Zweckmäßigste wird während dieser Zeit ein heiteres Gespräch, oder das Vorlesen eines unterhaltenden Buchs seyn; auch das Fahren in einem bequemen Wagen ist diesem Zwecke angemessen. Die in diesem Zeitraume sich starke körperliche Bewegung machen und bis zum Schweiß erhitzen, verjagen die beste Kraft des Brunnens durch die Haut, und verlieren durch den Schweiß die Stärkung wieder, die sie sich durch das Trinken gegeben hatten. — Aber nicht bloß Anstrengung des Körpers, sondern auch der Seele und der Sinne muß hierbei sorgfältig vermieden werden, weil dadurch die Congestionen nach dem Kopfe außerordentlich vermehrt und nachtheilige, ja gefährliche Zufälle bewirkt werden können. Insbesondere bitte ich sehr, alle Anstrengung der Augen mit Lesen, Schreiben, Zeichnen in dieser Zeit zu verhüten, da die Erfahrung lehrt, daß dieses Organ besonders von den Mineralwassern angegriffen und reizbarer zu werden pflegt, und man sich durch Anstrengung in dieser Zeit leicht eine beträchtliche und fortdauernde Schwäche desselben zuziehen kann. — Das Nämliche gilt von der Anstrengung der Lunge mit Singen.

Was die Dauer der Kur betrifft, so schreibt die gewöhnliche Regel 4 Wochen vor, und es ist gewiß, daß dieser Zeitraum wenigstens erforderlich ist, um der Heiloperation die nöthige Ausdehnung zu geben, und ihre Wirkung durchdringend und dauerhaft zu machen. Man glaube doch ja nicht, daß man durch verdoppelte Intensität die Extension ersetzen könne, und die sogenannte Extrapostkur, wo man aus 14 Tagen durch doppeltes Trinken und häufigere Bäder 4 Wochen machen will, ist die verkehrteste Maaßregel von der Welt, und statt heilsam, angreifend und verderblich. Alle Naturoperationen erfordern nicht nur Kraft, sondern auch Zeit, um ihre Reife zu erlangen, und es ist Erfahrungssatz, daß 4 Wochen wenigstens erforderlich sind, wenn ein Mineralwasser die Veränderungen und Krisen im Organismus bewirken soll, die seine Wirkung bestimmen. Halbe Kuren haben oft das Unangenehme, daß sie das Uebel aufregen, ohne es zu heilen. Auch ist das allmähliche Steigen bis zur Höhe des Gebrauchs und das zuletzt wieder allmähliche Abnehmen gewiß eine auf sehr richtigen Principien ruhende Regel. Nur muß man nicht glauben, daß die Kur nicht über diesen Zeitraum fortgesetzt werden dürfe, ja bei hartnäckigen Krankheiten ist es sogar unumgänglich nöthig, dies zu thun. Ich habe mehreremal den Pirmonter-, Karlsbader- u. a. Brunnen einige Monate lang mit dem glücklichsten Erfolge an der Quelle brauchen lassen; nur ist es dabei nöthig, wenn man bemerkt, daß die Kur angreift, nach 4 Wochen einige Tage Ruhe zu geben. — Die Wiederholung der Kur im folgenden Jahre ist bei allen eingewurzelten Krankheiten sehr nothwendig, und die Erfahrung lehrt, daß dadurch die Heilung erst vollkommen und dauerhaft werde.

Beobachtung einer strengen Diät ist bei jeder Brunnenkur eine ganz unerläßliche Bedingung. Denn nicht bloß, daß durch Diätfehler die eigenthümlichen Wirkungen des Heilmittels unterbrochen werden, so kann man sich nicht genug gewöhnen, jede Kur der Art, als eine erzwungene, unnatürliche Lage, als eine künstliche Krankheit zu betrachten, die den Körper mehr oder weniger schwächt und angreift, seine Reizbarkeit erhöht und den Organismus in ungewohnte Verhältnisse zu sich und der Außenwelt versetzt. Die nothwendige Folge ist, daß jeder Diätfehler weit stärker und nachtheiliger während dieser Zeit wirken muß, und daß jeder Brunnengast, außer seiner eigenthümlichen Krankheit, jetzt auch als Brunnenkranker zu betrachten, und von allen schädlichen Einflüssen weit afficirbarer ist.

Der erste und wichtigste Gegenstand der Diät ist hier das Verdauungssystem, welches zunächst den Einwirkungen des Heilmittels ausgesetzt ist, am unmittelbarsten von ihm angegriffen, und immer mehr oder weniger dadurch geschwächt wird. Jede Ueberladung des Magens in Quantität, oder jeder Genuß einer schädlichen Qualität muß sorgfältig vermieden werden. Denn einmal, was immer, auch wenn keine in die Sinne fallende Beschwerden sich äußern, die Folge ist, die Verdauungskraft, die hier so nöthig für die Verdauung des Brunnens aufgespart werden muß, wird dadurch an der Verdauung dieser Cruditäten verschwendet, wodurch nothwendig die Verarbeitung des Heilmittels erschwert und seine Wirkung gehindert wird, nicht gerechnet die chemischen Zersetzungen, die seine Natur gradezu aufheben, wie z. B. der Genuß des Sauern bei dem Gebrauche alcalischer Wasser. Zweitens aber kann sehr leicht bei dem schwachen Zustande des Magens der zu verdauende Stoff für die Verdauungskraft ganz unüberwindlich seyn, und es wird eine Indigestion entstehen, die die Kur auf einige Tage ganz unterbricht, überdies wohl gar noch ausleerende Mittel nöthig macht, die noch mehr, wenn der Zweck Stärkung ist, gradezu die ganze Wirkung der Kur zerstören; und ich bin völlig überzeugt, daß man durch 3, 4 solcher Indigestionen, während der Kurzeit, die Kur so gut als nicht geschehen machen kann. — Aber nicht genug, daß man das Uebermaaß vermeidet, auch in Absicht der Qualität der Speisen ist Auswahl nöthig, und ich komme hier auf einen Punkt der Diät, der überhaupt, besonders aber bei Brunnenkuren, von vielen neuern Aerzten zu wenig beherzigt wird*). Die schädliche Qualität der Speisen wird hier durch das, was überhaupt schwer verdaulich ist, aber auch durch das, was mit den specifischen Eigenschaften des Brunnens nicht vereinbar ist, bestimmt. Zu den erstern gehören geräucherte, gesalzene Fleischspeisen, fette Speisen, dicke und saure Milch, schwere Mehlspeisen, alle Kuchen, die mit Hefen und Fett zubereitet sind, Käse, Hülsenfrüchte; zu den letzten Säuren, folglich Salate und frisches Obst. Was den letzten Punkt betrifft, so finden sich zwar Personen, die eine mäßige Portion davon Abends genossen vertragen; aber immer ist es mißlich, und die meisten vertragen es durchaus nicht, und bekommen Magenkrämpfe, Kolik, Durchfälle darnach, daher es sicherer ist, sich ihrer zu enthalten. — Eine Folge, die eine schlechte Diät, besonders aber der Genuß des Obstes und blähender Gemüse bei Brunnenkuren noch zu haben pflegt, ist Auftreibung des Leibes, die auch oft nach der Kur fortdauert. Sie erfolgt häufiger bei dem weiblichen Geschlechte, als bei dem männlichen, und ist gerade dem ersteren als äußere Verunstaltung sehr lästig und furchtbar; daher ich meine Herren Collegen bitte, sich dieses Arguments

*) Häufige Erfahrung von der wirklichen Unkenntniß, und, was fast noch schlimmer ist, Geringschätzung dieser Gegenstände jetzt selbst bei Aerzten, nöthigen mich, hier Dinge zu wiederholen, die freilich bekannt genug sind.

vorzüglich zur Erhaltung einer guten Diät zu bedienen, denn ich kann versichern, daß ich dadurch mehr ausgerichtet habe, als durch alle andern wesentlichen.

Ein zweiter, nicht weniger wichtiger Punkt der Diät ist die Vermeidung der Erhitzung und Erkältung, und überhaupt jedes schnellen Ueberganges von einer Temperatur in die andere. — Man darf nie vergessen, daß man bei Brunnen- und Badekuren überhaupt viel empfindlicher und so auch viel empfänglicher für Erkältung ist, und daß überdies Erkältungen in dieser Zeit um vieles nachtheiliger sind, nicht blos weil sie die freie Wirksamkeit des Heilmittels und das dazu so nöthige Gleichgewicht der Bewegungen hindern, und, wie schon oben gezeigt, den Antrieb derselben nach dem Kopfe und der Brust bestimmen, sondern auch, weil sie leichter in wirkliche Krankheiten übergehen. Es ist daher die größte Sorgfalt auf die Bekleidung des Körpers zu wenden, um so mehr, da die Kur es nöthig macht, sich am frühen Morgen der Luft auszusetzen, wo man, wegen der bergigen Lage der meisten Brunnen, kalten und rauhen Luftzügen sehr unterworfen ist. Allen Brunnen- und Badegästen ist daher zu rathen, baumwollne (wenigstens damit vermengte) Hemden, und darüber noch ein wollnes Leibchen zu tragen. Schwächlichere müssen es auf bloßer Haut tragen, um immer eine möglichst gleiche Temperatur zu erhalten und den Einfluß der Feuchtigkeit zu verhüten. Jede heftige Erhitzung ist eben so sehr zu vermeiden, besonders Vormittags nach dem Genusse des Brunnens.

Höchst wichtig aber ist der Einfluß und die Diät der Seele bei diesen Kuren, und man könnte sagen: eigentlich sollte die Seele gar nicht weiter dabei seyn, als in so fern sie beitragen kann, den Körper auf eine heilsame Art zu beleben und die Verarbeitung und Wirkung des Brunnens zu befördern; nur ohngefähr so, wie sie während und nach der Mahlzeit dabei seyn muß. Das heißt nun also, nur das frohe, leichte, sich des Lebens freuende Gemüth, muß den Brunnengast begleiten. Zweierlei aber muß schlechterdings verbannt seyn: Anstrengung der Denkkraft und Leidenschaft. Erstere erschöpft nicht nur im Ganzen den geistigsten Theil der Lebenskraft, sondern leitet auch ihre Thätigkeit zu sehr von den materiell-organischen Functionen auf die geistigen, und so hindert sie nicht blos die Stärkung überhaupt, sondern ganz insbesondere die Verarbeitung und Wirkung des Mineralwassers. Letztere schwächen schon als gewaltsam anstrengende Zustände überhaupt, und in dieser Hinsicht selbst die frohen Gefühle, sobald sie den Grad der Leidenschaft erreichen, noch mehr aber, wenn sie von einer Qualität sind, die ihrer Natur nach niederdrückend auf den Organismus wirkt, wie dies der Fall mit den traurigen und gehässigen ist. — Aber in der That, keine Diätregel ist oft so schwer ins Werk zu setzen, als diese: Freue dich, und sey müßig. Und es sind besonders zwei Klassen von Menschen, die in diesem Betracht unsere Theilnahme und Aufmerksamkeit verdienen, die Denker und die Unglücklichen, die den Sinn für Freude verloren haben, entweder durch reelles Unglück, oder durch eingebildetes (Hypochondrie). — Für beide noch einige Regeln. Den Denkern, wie es gewöhnlich zu geschehen pflegt, das Denken geradezu zu verbieten, ist unmöglich, und in der That auch unklug. Denn ihnen ist das abstracte Denken ein so nothwendiger, integrirender Theil ihres Wesens und Lebens geworden; ihre ganze Existenz ist dadurch gleichsam so habituell zu einer höhern Potenz erhoben, daß, wenn diese Exaltation ihrer geistigen Thätigkeit mit einemmale wegfiele, dadurch eine sehr bedeutende Lücke in der Summe der Lebensreize und eine solche Depotenziirung ihres ganzen Lebensstandes entstehen würde, daß dadurch ganz nothwendig auch eine Abspannung und Unthätigkeit im Physischen die Folge seyn müßte, so wie ein Mensch, der mit einemmale aus einem Lichtleben in die Dunkelheit, oder von einer Weindiät auf Brod und Wasser versetzt würde. — Aber es ist auch schlechterdings unmöglich, denn ein so entbundener Geist kann nicht anders, als in dieser Höhe existiren, und sollte er, in Ermangelung eines andern Objects, die Kubikzahlen der Dachziegel des gegenüber stehenden Hauses berechnen. Also man lasse sie auch hier fortdenken, nur nicht in der Einsamkeit der Studierstube, und über keinen fortgesetzten Gegenstand der Untersuchung, sondern mit Freiheit, Abwechselung der Gegenstände, im Gespräch mit geistreichen Freunden, besonders interessanten Weibern, und in der Umgebung der heitern Natur. Es ist unglaublich, wie viel die beiden letzten Punkte vermögen, den Exceß und auch Nachtheil der Geistesanstrengung zu vermindern. — Bei denen durch langen Kummer Niedergebeugten, oder von schwarzer Hypochondrie Gepeinigten, ist es auch nicht genug, ihnen im Allgemeinen zu empfehlen, sich lustig zu machen, sondern es kommt zuerst darauf an, den erstorbenen Sinn für Freude wieder zu wecken, und sie ihren traurigen Gefühlen zu entziehen. Dazu giebt es zwei Wege: entweder Berauschung im lauten Freudengetümmel, oder Heilung und Erquickung des verwundeten Gemüths durch stille, ländliche Freuden, die sanfte Inspiration einer schönen Natur, den Balsam der Freundschaft, der Tonkunst, der Poesie. Es kommt hierbei auf die Verschiedenheit des Temperaments und der Umstände an. Der schon abgestumpfte, in sich Verschlossene und Versunkene muß durch lebhafte Eindrücke gewaltsam erweckt und berauscht werden. Für die gefühlvolle, reizbare, im Herzen trauernde Seele aber wird dieses Mittel einen ganz entgegengesetzten Effect thun, und durch den widrigen Contrast noch mehr verwunden; für sie paßt nur der zweite Weg der Heilung. So auch ist für solche, die vom Getümmel der großen Welt, vom Geräusche großer Städte, vom Uebermaaße der Genüsse oder Arbeiten, von dem Sturme heftiger Leidenschaften Erholung suchen, gewiß der zweite Weg passender. — Dies führt mich auf den Unterschied großer, rauschender und stiller Kurörter. Er ist nach dem eben Gesagten sehr wichtig, und es sollte mehr darauf bei der zweckmäßigen Auswahl Rücksicht genommen werden, da man gewöhnlich jeden Hypochondristen und Seelenkranken ohne Unterschied lediglich die rauschendsten Vergnügungsörter anpreist. — Anstatt bei kleinern Oertern der Art den Mangel des Theaters, der Farobank, der großen Gesellschaft ꝛc. als einen Fehler anzunehmen, bin ich vielmehr überzeugt, daß sie gerade deßwegen für viele Kranke die einzigen passenden Heilplätze, und daher in der Reihe des Ganzen eben so nöthig sind, als die großen; und eben deswegen wünschte ich, daß man nicht bei ihnen durch solche, für sie gar nicht passende Anstalten, den einfachen, schönen Charakter entstellen möchte, der eben ihren eigenthümlichen Reiz und Werth enthält. Wahrlich, der stille, liebliche, ans Herz sprechende Genius eines Rehburger, Meynberger, Auerbacher Thals kann einen Frieden in der Seele verbreiten, und dadurch einen neuen Lebenssinn und Lebensmuth erwecken, den man vergebens im Taumel der ausgesuchtesten Zerstreuungen sucht, und der oft mehr zur Wiederherstellung der Gesundheit thut, als die Kraft der stärksten Mineralwasser.

Ich kann diesen Gegenstand nicht verlassen, ohne einen Blick auf die Farobank zu werfen, den Inbegriff alles Verderblichen, was sich bei einer Brunnenkur nur denken läßt, eine wahre Kunstschöpfung der neuen Zeit, um das Gegenstück der Hölle zunächst neben den Himmel zu setzen, den die reine, göttliche Natur in ihrem Heilquell aufthut. — Muß denn bei jedem Tempel der Natur ein Tempel der menschlichen Verderbniß stehen, damit auch der lauterste Quell recht bald vergiftet werde! — Man glaube doch nicht, daß ich zu viel sage! Eine kurze medizinische Analyse der Farobank wird uns davon überzeugen. Zuerst ist die Leidenschaft, das größte Gift für alle Brunnenkuren, unaufhörlich an diesen Platz gebannt. Und zwar welche Leidenschaften? Die gehässigsten, widerwärtigsten, angreifendsten, Furcht, Schrecken, Neid, Kränkung, fehlgeschlagene Hoffnung, peinliche Spannung und ängstliche Erwartung, Wuth, Verzweiflung, ein unaufhörlicher Kampf der Seele. Aber nicht genug an dieser Seelenvergiftung. Mit ihr vereinigt sich auch die schlimmste körperliche, die Luftvergiftung, durch die Menge Menschen, die auf einen Punkt zusammengedrängt, oft drei, vier Mann hoch übereinander liegen, und deren Ausdünstungen noch durch die Leidenschaft erhöht und geschärft sind. Dazu das bei Brunnenkuren so schädliche, fünf, sechs Stunden lange Sitzen auf einem Flecke, das Aufbleiben des Nachts, und der Verlust des so nothwendigen Schlafs, das noch daneben dadurch veranlaßte Uebermaaß im Genusse hitziger Getränke — und ich frage, ob ich etwas zu viel gesagt habe, und ob sich wohl eine größere Concentration alles Schädlichen, etwas recht absichtlich dazu Eingerichtetes, denken läßt, um das, was der Morgen Gutes bewirkt hat, Abends wieder zu zerstören?

Ein Punkt, worin an diesem Orte vorzüglich gesündigt zu werden pflegt, weil eben das Trinken und Baden, vorzüglich der kohlensauern Stahlwasser, viel Reiz dazu giebt, sind Ausschweifungen in der Liebe. Es würde sehr überflüssig seyn, von dem Schaden derselben hier ein Wort zu sagen. Die Sache spricht für sich selbst, daß zu einer Zeit, wo sich der Körper in einer angreifenden, schwächenden Operation befindet, nichts schädlicher seyn kann, als diese schwächendste aller Ausschweifungen, und daß nichts so sicher den Zweck der Stärkung vereitelt, als sie. Nur das muß ich erinnern, daß hier nicht bloß Ausschweifung als Exceß verstanden werden muß, sondern daß auch der mäßige Genuß der physischen Liebe während solcher Kuren, wenn sie nämlich ernstlich gemeint sind, nach meiner Meinung als nachtheilig und wenigstens zweckwidrig betrachtet werden muß.

Ein Umstand, den man sonst bei Kuren sehr heilig hielt, aber jetzt, wie so vieles nützliche Alte, unverzeihlich vernachlässigt, ist die Rücksicht auf die Menstruation während der Kur. Ich habe gesehen, daß Aerzte den Gebrauch des Trinkens, ja selbst Badens, ohne Bedenken während der Menstruation fortsetzen ließen; aber auch gesehen, daß es übel genug bekam. — Man muß bei dieser Untersuchung nach meiner Meinung wohl unterscheiden, ob der Krankheitszustand acut und schnell lebensgefährlich, oder ob er langwierig ist. Im erstern Falle, der aber bei Brunnenkuren nicht existirt, versteht sichs von selbst, daß jede andere Rücksicht der dringenden Gefahr weichen muß, und daß es ungereimt seyn würde, da, wo jeder Tag, ja jede Stunde kostbar ist, aus Respekt für die Menstruation diese kostbare Zeit zu verlieren, ohnerachtet auch hierbei gewisse Rücksichten und Modificationen nicht aus den Augen verloren werden dürfen, die genauer auszuführen, hier aber nicht der Ort ist. Ganz anders aber ist es bei langwierigen und überhaupt bei allen Krankheiten, wo nicht dringende Lebensgefahr gebietet. Hier muß eben so wie in gesunden Tagen, unser erstes Gesetz dieses bleiben: Die ordentliche Menstruation ist eins der wichtigsten Zeichen und zugleich Erhaltungsmittel der weiblichen Gesundheit, und durchaus nicht als bloße Ausleerung, sondern als wirkliche Reinigung (gewiß die älteste und passendste Benennung) als periodische Krise des ganzen weiblichen Organismus zu betrachten, und kann nie ohne Nachtheil für dieselbe gestört werden. Dies ist so gewiß, daß selbst in Krankheiten der größten Schwäche, z. E. Schwindsucht, die Menstruation so wenig schädlich ist, daß sie vielmehr das Leben erhält, und erst ihr Ausbleiben der Anfang und zugleich das sicherste Zeichen der letzten unheilbaren Periode ist. Man sieht hieraus, wie sehr sich der Arzt versündigen würde, der aus dem einzigen rohen Gesichtspunkte, daß jede Ausleerung schwäche, selbst in solchen Krankheiten auf Hinderung dieser Absonderung hinwirkte. — Nun ist es aber entschieden, daß alle Mineralwasser, vorzüglich die kohlensauern, am allermeisten aber die eisenhaltigen, eine ausgezeichnete Reizkraft auf das Gebärmuttersystem äußern, so daß sie als starke treibende Mittel betrachtet werden können, welches nichts weiter, als dieses Organ specifisch reizen heißt. Was muß nun wohl die Folge seyn, wenn man ein stark treibendes Mittel während der Menstrualperiode brauchen läßt? Gesetzt auch, daß es einzelne starke und unempfindliche Subjecte ohne in die Augen fallenden Schaden ertragen, so wird doch bei Vollblütigen, Reizbaren oder Nervenschwachen, oder an Localschwäche der Gebärmutter Leidenden, die sichere Folge die seyn, daß entweder übermäßige Blutergießungen, oder krampfhafte Hemmungen, heftige Reizungen, Blutkoliken, Krämpfe, Congestionen nach andern Theilen, ja selbst entzündliche Zufälle entstehen. Und da man dies a priori nie zu berechnen im Stande ist, so gebietet die Vorsicht, wenigstens während der ersten 4 bis 5 Tage der Menstruation, immer den Gebrauch auszusetzen, und dann erst mit kleinen Dosen wieder anzufangen. — Noch gefährlicher wird dies alles, wenn man dabei baden läßt; denn selbst einfache Wasserbäder wird ein verständiger und behutsamer Arzt nie während dieser Periode nehmen lassen, da, sie mögen warm oder kalt seyn, der Localeindruck allemal Störungen der Absonderung und folglich Gefahr bewirken kann.

Soll und darf man bei dem Gebrauche der Mineralwasser noch andere Arzneien anwenden? — Diese Frage verdient noch unsere Untersuchung. Wir finden die Meinungen der Aerzte darüber verschieden. Ein Theil, und dahin gehört auch das Alterthum, ist der Meinung, man dürfe ihre Natur und eigenthümliche Kraft so wenig wie möglich durch den Nebengebrauch anderer Mittel ändern und stören, sondern man müsse sie so rein wie möglich erhalten; andere hingegen, und dahin gehören vorzüglich die neuesten Aerzte, behaupten, man habe darauf keine Rücksicht zu nehmen, sondern müsse diese Wasser noch durch den Mitgebrauch der kräftigsten Arzneien unterstützen, daher man selbst Opium, Rum, Aether und andere der flüchtigst=reizenden Mittel dabei anzuwenden kein Bedenken trägt. — Ich habe auch hier wieder das Schicksal, trotz allen neuen und höhern Ansichten, die die letzte Meinung zu begünstigen scheinen, dennoch zu der Partei der Alten zu gehören, und darin mehr Natursinn und Wahrheit zu finden. Meine Gründe sind folgende. Die Kraft der besten Mineralwasser ist, wie die Erfahrung hinlänglich lehrt, so groß und durchdringend, daß sie allein Krankheiten bezwingen konnten, die der Gebrauch der kräftigsten Arzneimittel nicht zu heilen im Stande war; es folgt also hieraus, daß sie an und für sich gar keiner Unterstützungsmittel oder Nebenhilfe bedürfen. Bedenken wir aber noch überdies, daß wir ihre Wirkungsart noch so wenig kennen, und wir vielmehr gestehen müssen, daß sie keineswegs blos als Reizmittel wirken, sondern zugleich höchst wichtige chemische Veränderungen im Organismus hervorbringen, deren innere Natur eben so wenig als das Verhältniß derselben zu andern einwirkenden Stoffen genau zu bestimmen ist, so entsteht billig die sehr begründete Besorgniß, daß wir durch diese Arzneimittel den chemisch=animalischen Heiloperationen gerade entgegen wirken, und also, indem wir die Kur zu befördern glauben, sie geradezu hindern könnten. Hieraus folgt, daß das erste Gesetz dieses seyn muß: die größte Achtung für diesen innern Natur=

proceß zu haben, und die Wirkung der Mineralwasser so rein und unvermischt zu erhalten, als möglich, weil so nur ihre eigenthümliche Kraft in ihrer ganzen Vollkommenheit zu erwarten ist. Man thut also gewiß besser, im Allgemeinen sich des Mitgebrauchs anderer Arzneimittel zu enthalten, ausgenommen solcher, die zur Beförderung der Verdauung des Wassers selbst oder zur Correction seiner anomalischen Wirkungen und symptomatischen Beschwerden, dienen. Was das Erstere betrifft, so ist gewiß der Gebrauch eines bittern Magenelixirs, z. E. des **Elixir viscerale Hoffmanni** mit einem Viertheile **Tinct. amara** vermischt, Vormittags um 11 Uhr und Nachmittags um 4 Uhr zu 80 Tropfen, immer zu empfehlen; es erhält den Magen bei Kräften, und verhütet eine Menge Beschwerden. Und eben so nöthig ist es, täglich darauf zu sehen, daß der Brunnen nicht verstopfe, oder, wie man zu sagen pflegt, stehen bleibe, weil es durchaus zur guten Wirkung und zum Wohlbefinden bei der Kur erforderlich ist, daß ein Mineralwasser die Wege eröffne, und selbst ein stärkendes wenigstens einmal des Tages offnen Leib mache. Ich habe dazu am besten gefunden, alle Abend 10 zweigranige Pillen aus einer Mischung von **Fel. Taur. inspiss. Sapon. Extr. Tarax. Rad. Rhabarb.** nehmen zu lassen. Bei Personen, die zu Verstopfungen geneigt sind, und wo der Brunnen im Anfange der Kur nicht passiren will, ist die Methode sehr gut, in das erste Glas Brunnen des Morgens einen oder zwei Theelöffel voll **Tartarus tartarisatus** zu mischen, und dies so lange fortzusetzen, bis die Thätigkeit des Darmkanals in Gang gebracht ist. — Für den zweiten Zweck, die palliative Besänftigung der vorkommenden Symptome, läßt sich im Allgemeinen nichts bestimmen. So wird der reizbar nervenschwache Brunnengast, dem der Gebrauch die Nerven angreift, nöthig haben, sich zuweilen durch krampfstillende Mittel zu helfen; Hämorrhoidalkranke, denen der Brunnen die Hämorrhoiden erhitzt, mögen ein Paar Tage Schwefelpulver dabei nehmen u. s. w. Nur ist hierbei sehr zu warnen, daß man nicht die heilsamen, wenn gleich zuweilen stürmischen, Zufälle mit den blos symptomatischen verwechsele, und z. B. eine kritische Diarrhoe, die der Brunnen zum großen Vortheil des Kranken erregt, als etwas Nachtheiliges betrachte und stopfe.

Ich will nicht läugnen, daß es zuweilen bei sehr hartnäckigen Uebeln, und wo das Mineralwasser allein nicht genug hat wirken wollen, nützlich seyn könne, seinen Gebrauch noch durch angemessene Mittel zu unterstützen; nur müssen sie möglichst seiner chemischen Natur angemessen seyn (so z. B. der Mitgebrauch sulphurischer Mittel bei Schwefelbrunnen, alcalischer Mittel bei alcalischen Wassern); auch müssen sie die Wirkung des Brunnens weder hindern, noch zum Schaden des Kranken exaltiren. — Was soll man z. B. von der neuern Praxis sagen, die bei dem Trinken der geistigsten Eisenwasser, des Pyrmonter, Driburger ꝛc., noch Opium, Rum u. dergl. brauchen läßt, und, während das schon der mächtige Brunnengeist (dieser Spiritus sylvestris des Helmont) im Körper sein Wesen treibt, noch zwei, drei andere, nicht weniger mächtige, aber ganz anders geartete Geister in denselben Körper mit einsperrt? — In der That, der arme Kranke, der der Schauplatz einer solchen Geister-Versammlung ist, ist nicht zu beneiden. — Wir wollen nur eins beherzigen. Es ist bekannt, daß diese Mineralwasser ganz besonders das Sensorium angreifen, und einen gewaltigen Trieb des Blutes nach dem Kopfe erregen; nun denke man sich noch dabei Opium, Rum u. dergl., die das Nämliche im höchsten Grade thun. Muß nicht völlige Berauschung, die gefährlichste Congestion und Ueberreizung, ja Lähmung und Schlagfluß, zu fürchten seyn? Müssen nicht bei vollblütigen Leuten nachtheilige Congestionen des Bluts nach andern Theilen, und selbst bei schwächlichen, oder zu Localcongestionen der Hämorrhoiden, Gebärmutter, Lungen rc. geneigten, die beschwerlichsten und gefährlichsten Zufälle dieser Theile die Folge seyn? Nicht zu gedenken, daß der ganze Zweck, positiv zu stärken, dadurch gehindert wird. — Man glaube doch nicht, daß dies theoretische und aus zu großer Aengstlichkeit gegen das Opium hingeworfene Sätze sind. Nur zu viele traurige Beispiele der Art habe ich beobachtet, und schon manchen Kranken von dem Brunnen zurück erhalten, dem der Arzt den besten Nutzen seiner Kur geraubt hatte, um ihn während derselben durch Opium in einem Rausche von erträumtem Wohlseyn zu erhalten. Ja ich trage kein Bedenken, zu behaupten, daß das Opium unter allen Mitteln das am wenigsten zu einer Brunnenkur passende und das am meisten mit dem Wesen einer solchen streitende ist, da es die heftigsten Congestionen nach dem Kopfe erregt, den Stuhlgang verstopft, die Verdauung hindert, und das ganze Verdauungssystem schwächt, folglich alles thut, was gerade hier am meisten zu verhüten ist.

Will man das **Baden** mit dem Trinken vereinigen, was bei den Stahlwassern zur Vollkommenheit der Kur sehr wesentlich ist, so ist gewiß die beste Methode, erst früh zu trinken, sodann das Frühstück zu nehmen, und etwa 2 bis 3 Stunden nach dem Trinken zu baden. Aber auch bei dieser Vereinigung des innern und äußern Gebrauchs ist es sehr nothwendig, die Regel der Gradation zu beobachten, und nicht gleich mit beiden zugleich anzufangen, sondern erst 5 bis 6 Tage nur zu trinken, und dann erst das Bad hinzuzufügen. Es können sonst die heftigsten Blutcongestionen und Ueberreizungen die Folge seyn, wie ich denn einstens einen gewaltigen Blutsturz aus der Gebärmutter davon entstehen sah. — Die zweckmäßigere Einrichtung und häufigere Benutzung der Local- und Douchebäder ist ein großer Vorzug der neuern Heilkunst, und in der That eine Hülfe, wodurch manche, jedem andern Mittel unbezwingbare Localkrankheit gründlich geheilt werden kann, wovon ich nur den chronischen Magenkrampf, Kolik, Diarrhoe, Fluor albus, Hüftgicht, Blasen- und Genitalienschwäche erwähnen will. Wir haben zweierlei Arten derselben, das Sprütz- und Tropfbad. Das erstere ist das jetzt fast ausschließlich gebräuchliche, wobei ich nur das erinnern will, daß man auch dadurch überreizen kann, und also bei Bestimmung des Grades und der Dauer mehr Vorsicht anwenden sollte, als es mir hie und da geschienen hat. Ueberhaupt aber wünschte ich, daß man das eigentliche Tropfbad darüber nicht vergäße, da dasselbe durch die Unterbrechung der Erschütterung, die der Erregbarkeit immer wieder einen Moment der Sammlung erlaubt, eine ganz eigenthümliche und für manche Organe und Zustände noch durchdringendere Wirksamkeit erhält. — Auch das Regensturzbad, welches ich in Dobberan vorzüglich schön gefunden habe, ist eine treffliche Vorrichtung, die bei Kopf- und Nervenkrankheiten, selbst bei Gemüthskrankheiten, die Kraft des Wassers auf die vortheilhafteste Art anbringt, und auch mehr benutzt zu werden verdient*).

Eine wesentliche Bereicherung des Heilapparates gewährt ferner die Anwendung der Thermaldämpfe und Gasarten der kalten Mineralquellen, des kohlensauren Gases und Schwefelwasserstoffgases in Form von ganzen Bädern in verschlossenen

*) Von der außerordentlichen Kraft der Sturzbäder von kaltem Wasser auf den Kopf bei Gemüthskrankheiten habe ich mich in unserm Irrenhause in der Charité überzeugt, wo der äußerst glückliche Succeß unserer Kuren (da im Durchschnitte der dritte Theil geheilt wird) hauptsächlich diesem Mittel zuzuschreiben ist.

Badewannen, in Gaskabinetten oder blos örtlich als Dampf- oder Gasdouche.

An sie schließt sich endlich die in der neueren Zeit häufige Benutzung der Mineralwasser als Mineralschlamm zu Umschlägen oder als Mineralschlammbäder.

Zum Schluß noch von den Fällen, die den Gebrauch der Mineralwasser verbieten, und welche jeder Arzt, der Kranke dahin schicken will, wohl kennen und beherzigen muß, damit nicht der Kranke entweder das Unangenehme hat, nach unternommener Reise unverrichteter Sache zurückkehren zu müssen, oder gar, wenn er sie dennoch gegen den Rath des Brunnenarztes braucht, sich selbst dadurch in Schaden und Verderben stürzt. — Das Erste, und was schlechthin und entscheidend den Gebrauch der Mineralwasser, nur die einfachen kohlensauern muriatischen, z. B. das Selterser Wasser, ausgenommen, verbietet, ist die Lungensucht, auch wenn sie nur noch im ersten Grade ist. Selbst die Anlage dazu, wenn sie sich durch phthisische Architectur, Neigung zum Bluthusten, öftere Stiche in der Brust auszeichnet (genug die Anlage zur **Phthisis florida** und **scrofulosa**, untersagt ihren Gebrauch; denn es werden durch alle diese Wasser Congestionen nach den Lungen erregt, dadurch leicht Bluthusten und locale Lungenentzündungen veranlaßt, und der Uebergang der Anlage in die wirkliche Lungensucht beschleunigt. Man kann hier blos diejenigen Fälle ausnehmen, wo die Anlage ganz rein in wahrer Atonie (torpider Schwäche) und Schleimsucht der Lungen besteht, ohne erhöhte Reizbarkeit, oder Neigung zum entzündlichen Zustande und activer Hämorrhagie. Hier kann zuweilen ein vorsichtiger Gebrauch dieser Wasser nützlich seyn, aber doch immer mit beständiger Aufmerksamkeit, daß kein Brustschmerz, kein beengter Athem. kein Blutauswurf entstehe, bei deren Erscheinung der Gebrauch sogleich ausgesetzt werden muß. Auch muß man die Lungenblutung ausnehmen, die ohne phthisische Architectur und Anlage, aus bloßer Atonie der Lungengefäße entsteht, und beim weiblichen Geschlechte am häufigsten vorkommt, und wobei ebenfalls die Mineralwasser, doch immer nur mit Vorsicht, angewendet werden können. Endlich muß man auch wohl untersuchen, ob der Husten auch wirklich in der Lunge, oder im Magen und Unterleibe, seinen Grund hat, in welchem letztern Falle Mineralwasser allerdings anwendbar, ja oft höchst nützlich sind. — Zweitens rechne ich zu den Contraindicantien der Mineralwasser, doch auch mit Ausnahme der einfachen kohlensauren muriatischen, Eiterung innerer Eingeweide. Das hectische Fieber wird dadurch vermehrt, und der Fortgang der Eiterung beschleunigt. Ich nehme nur die Eiterung in den Harnwegen, und jene Fälle aus, wo die Eiterung mehr eine eiterartige Absonderung einer schleimabsondernden Oberfläche, als wahre Vereiterung der Substanz ist. — Ferner kann die Wassersucht hieher gezählt werden, wenigstens die Bauch- und Brustwassersucht. — Auch die Schwangerschaft verbietet in der Regel ihren Gebrauch; denn da alle Mineralwasser, besonders aber die kohlensauern eisenhaltigen, treibende Eigenschaften haben, so können sie leicht einen Abortus veranlassen, und es sind mir traurige Beispiele der Art genug bekannt. Doch giebt es Personen von so weniger Reizbarkeit des Uterus und von so weniger Anlage zum Arbortus, daß sie alles vornehmen können, ohne zu abortiren. Diese können denn auch ohne Schaden selbst in Pyrmont trinken und baden, wovon mir ebenfalls Beispiele bekannt sind. Dies sind aber Ausnahmen, und die Regel bleibt immer, es zu unterlassen, es müßten denn schon mehrere vorhergegangene, und trotz nachtheiligen Umständen ohne Arbortus abgelaufene Schwangerschaften beweisen, daß die Person zu der Ausnahme gehöre. Und immer rathe ich dabei, es innerlich nur in schwachen Dosen, und mehr äußerlich in lauen, nicht zu langen Bädern, brauchen zu lassen.

Was die Vorkuren und Nachkuren betrifft, so können die erstern keinen andern Zweck haben, als den Kranken, so wie die Krankheit, zur Aufnahme des Brunnens möglichst vorzubereiten, daß derselbe leichter, sicherer und kräftiger wirken kann. Und darin kann allerdings viel geschehen; und ich empfehle besonders zwei Klassen von Kranken zur Vorbereitungskur. Einmal die, welche zur Hartleibigkeit und Anhäufungen im Unterleibe geneigt sind; diese lasse man vorher 4 Wochen lang eröffnende Extracte mit Terra foliata Tart. nehmen, und sie werden sicher die eisenhaltigen und andern Mineralwasser nachher besser vertragen, und mit mehr Nutzen trinken. Ferner die an großer Nervenreizbarkeit leiden; auch diese werden wohl thun, eine Vorkur von Nervenmitteln, die die Reizbarkeit herabstimmen, zu nehmen, wodurch manchen Krämpfen und anomalischen Wirkungen, die der Reiz des Mineralwassers hervorbringen könnte, vorgebeugt wird. — Auch ist es bei vollblütigen, oder an Blutausleerungen gewöhnten Personen sehr nöthig, daß sie zuvor Ader lassen, oder einige Wochen kühlende und gelind abführende Mittel, z. E. Seydschützer Bitterwasser, brauchen.

Was die Nachwirkung und Nachkur betrifft, so besteht die Hauptsache darin, daß der Arzt nicht glaube, daß mit Endigung der Brunnenkur auch die Wirkung im Körper geendigt sey, sondern vielmehr sich überzeuge, daß der durch die Brunnenkur im Organismus erregte Heilungsprozeß auch nachher fortdauere, daß das Stadium der Nachwirkung 6 — 8 Wochen lang währe, und daß oft nur erst dann die volle Wirkung der Kur, die eigentliche Krise, hervortrete. Und hierauf muß die practische Regel gegründet werden, diesen Zeitraum wohl zu respectiren, fortwährend eine gute Diät zu halten, alles zu meiden, was die Krise und die eigenthümlichen Wirkungen des Mittels stören könnte, sondern vielmehr dieselben noch möglichst zu unterhalten, wozu bei solchen Wassern, die sich verfahren lassen, der Fortgebrauch in kleinen Dosen das Passendste ist.

Ich habe einigemal gesehen, daß bei gichtischen und ähnlichen Krankheiten, nach dem Gebrauch des Nenndorfer, Töplitzer, Karlsbader Brunnens keine

Besserung, sondern Verschlimmerung der Zufälle erfolgte, so daß die Kranken fast verzweifelten, und nach 5 bis 6 Wochen erschien ein allgemeiner Hautausschlag, und mit diesem vollkommne Herstellung. Daher auch nach dem Gebrauch solcher Bäder, und in solchen Fällen, wo Auflösung von Verstopfungen und Reinigung der Säfte die Hauptabsicht ist, der unmittelbar darauf angewendete Gebrauch eines starken Stahlbrunnens sehr nachtheilig werden, ja die ganze Kur vereiteln kann.

Pyrmont.

Es würde überflüssig seyn, etwas zur Empfehlung dieses göttlichen Heilquells sagen zu wollen, dessen Lob in hundert Büchern*), und, was noch mehr sagen will, in so viel tausend Herzen mit unvergänglichen Zügen der Dankbarkeit eingeschrieben ist. — In der That, wenn man der heilbringenden Natur einen Tempel bauen wollte, so wüßte ich keinen schönern Platz, als hier, wo sie ihr innerstes Heiligthum eröffnet zu haben scheint, und aus demselben wundervolle Heilkräfte auf die Sterblichen ausströmt.

Ich war im Jahr 1806 zum zweitenmal persönlicher Zeuge und Beobachter der Wirkungen dieses Wassers an der Quelle. Dankvoll und segnend blickt jeder Freund des Vaterlandes und der Menschheit auf diesen Aufenthalt, der unsrer allverehrten,

*) Marcard's Buch verdient statt aller genannt zu werden. Es ist und bleibt ein Meisterwerk, und zwar nicht blos über das Pyrmonter Wasser, sondern über chronische Krankheiten überhaupt, und die Anwendung stärkender Mittel bei denselben.

leider jetzt von uns betrauerten, Königin neues Leben, den letzten schönen Abend ihres Daseyns, und die Kraft gab, die nachfolgende Nacht zu ertragen.

Wer nicht an Mineralwasser glaubt, der komme und sehe die Wirkungen des Pyrmonter Wassers. Krankheiten, die durch keine Arzeneimittel, keine Diätveränderung, keine Reisen und Zerstreuungen gehoben werden konnten, werden dadurch geheilt; erstorbene Kräfte werden wieder erweckt; Leben und Gesundheit in ihren innersten Quellen erneuert und befestigt.

Da es nächst Driburg unstreitig das reichste an geistigen und eisenhaltigen Bestandtheilen, und also das erste Mineralwasser dieser Art in Teutschland, ja höchst wahrscheinlich in der Welt, ist, so besitzt es auch alle die herrlichen und einzigen Kräfte des Eisens in einem ausgezeichneten Grade, und noch durch die geistigen und salzigen Verbindungen auf eine ganz eigene Weise verfeinert und flüchtig gemacht. — Die Hauptzüge seines Grundcharakters sind also: excitirend, reizend, erhitzend, das Blut nicht allein bewegend, sondern in seinem rothen balsamischen Theile vermehrend und erwärmend, tonisch stärkend, zusammenziehend.

Seine größte Wirksamkeit zeigt es unstreitig in der wahren Schwäche, d. h. in derjenigen, welche durch Erschöpfung der Lebenskraft selbst, oder einen positiven Mangel der lebensnährenden Stoffe im Organismus, entstanden ist; also nach überstandenen schweren, hitzigen und chronischen Krankheiten, nach übermäßigen Anstrengungen der Seelenkräfte, nach anhaltenden körperlichen Strapazen, ganz vorzüglich aber nach heftigem Blutverluste, Ausschweifungen in der Liebe, zu häufigen Wochenbetten und Säugen der Kinder. In diesen Fällen ist gewiß in der ganzen Natur nichts, was diesem Wasser an Kraft gleich käme, das Verlorene zu ersetzen. Und ganz besonders eröffnet sich hier der, leider jetzt so zahlreichen, Klasse jener Unglücklichen, die durch Onanie die erste Blüthe ihrer Lebenskraft vergeudet haben, ein Quell reich an Trost und Hülfe. Man weiß, wie schwer es ist, diese Krafterschöpfung zu ersetzen, und wie es eigentlich unmöglich ist, sie je ganz wieder gut zu machen. Denn zur Wiederherstellung der Kraft ist das erste Erforderniß, daß man den gehörigen Grad von Kraft doch einmal bei der ersten Entwickelung erreicht haben muß; denn den Entwickelungsprozeß kann die Natur nicht nachholen. Nun ist aber das eigenthümlich Verderbliche dieser Ausschweifung das, daß sie, weil sie zu frühzeitig ist, die erst werdende Kraft verschwendet, und die Entwickelung derselben selbst in ihrer Vollendung hindert; und es entsteht dadurch die Schwäche, die die schlimmste von allen ist, die Schwäche, nicht von verlorner, sondern von nie erreichter Kraft; — halb fertige Menschen, die nie die Vollendung der Mannheit erreichten, und daher zeitlebens etwas Weibliches, Hysterisches behalten, was der eigentlich auszeichnende Charakter der onanitischen Schwäche ist. — Doch bleibt das Pyrmonter Wasser unter allen mir bekannten Mitteln dasjenige, was hier noch am meisten thut, was wenigstens einen erträglichen Lebenszustand bewirken, und besonders jene schwarze Hypochondrie verscheuchen kann, die die Folge dieser Entnervung ist, und so häufig zum Selbstmord führt.

Es ist bekannt, daß in allen Krankheiten vom Mangel des rothen Blutes, sey er nun Folge des Blutverlustes, oder einer mangelnden Bluterzeugung (wie bei der Bleichsucht), das Eisen überhaupt von ganz specifischer Wirkung, und in der That das einzige wahre Mittel ist, um nicht blos die mangelnde Kraft, sondern auch den chemischen Defect im Blute zu ersetzen, der so wesentlich für den Lebensprozeß ist. Diese Wirkung thut es nun in dieser höchst verfeinerten und verflüchtigten Form des Pyrmonter Wassers in unendlich höherm Grade, und es kann nicht oft genug erinnert werden, daß die Kraft dieses und ähnlicher Mittel nicht nach dem Gewichte bestimmt werden kann, und daß ein Gran Eisen in der höchst aufgelösten verfeinerten Form eines solchen Mineralwassers kräftiger in den Organismus einwirkt, als ganze Lothe in Substanz genommen. Es erhellt hieraus zugleich die Richtigkeit des Einwurfs, den man noch jetzt gegen die Mineralwasser machen hört, daß nämlich die ponderable Quantität des bei einer solchen Kur in den Körper kommenden Eisens viel zu unbedeutend sey, als daß sie etwas leisten könne. Uebrigens bestätigt sich obige Bemerkung selbst in Absicht der verschiedenen Constitutionsanlagen der Menschen, indem wir finden, daß einige von Natur Eisen und eisenhaltige Mineralwasser sehr gut, andere hingegen nicht so gut, ja manche gar nicht, vertragen, indem sie ihnen Erhitzungen, starke Congestionen des Bluts, ja sogar fieberhaften Zustand erregen; und ich habe immer gefunden, daß das Letztere bei solchen Constitutionen der Fall ist, bei denen das arteriöse (irritable) System einen vorwaltenden Grad von Reizbarkeit und Stärke hat*), die Sanguification reichlich, das Blut reich an rothem und faserigtem Bestandtheil, trocken und zur Coagulabilität geneigt, und die ganze Faser diesem Charakter gemäß trockner und gespannter ist. Daher es für die Anwendung dieser Mittel immer eine Grundregel bleibt: Je mehr ein Mensch blaß, blond, von kalter Temperatur, von weicher, schlaffer Faser, von aufgedunsenem oder schwammigtem Habitus ist, je mehr er zu serösen und schleimichten Anhäufungen und Profluvien geneigt ist, desto besser verträgt er diese Mittel; je mehr er hingegen Röthe, Wärme, brünetten oder atrabilären Habitus, trockne gespannte Haut und Faser, Muskularstärke, Neigung zu activen Blutcongestionen hat, desto weniger.

In allen Verblutungen, wenn sie passiver Art sind, gehört es gewiß zu den allerwirksamsten

*) Ueber den wichtigen Unterschied des irritablen (vasculosen) und sensiblen (nervosen) Systems in Beziehung auf Krankheitsentstehung und Wirkung der Mittel, bitte ich das nachzulesen, was darüber schon im IX. Bande des Journals der pract. Heilkunde, blos aus Erfahrung, gesagt ist, unter dem Titel: Thatsachen und Winke über den wichtigen Unterschied der Irritabilität und Sensibilität in practischer Hinsicht.

Mitteln, und hauptsächlich bei den Hämorrhoidal- und Gebärmutter-Blutflüssen. Ich habe dergleichen, die Jahre lang angehalten und den Körper bis zur Kachexie gebracht hatten, nach vergeblichem Gebrauche der wirksamsten Stärkungsmittel, dadurch allein heilen sehen. So auch bei der damit verbundenen Vollblütigkeit des Unterleibs, und den daraus entstehenden Beschwerden*), unter dem Namen Molimina haemorrhoidalia, blinde, schmerzhafte Hämorrhoiden, bekannt, ist es von der trefflichsten Wirkung. Nur bitte ich bei Verordnung des Pyrmonter Wassers in Verblutungen und örtlicher Vollblütigkeit auf folgende Punkte sorgfältig Rücksicht zu nehmen: Einmal, ob es wirklich passiver Zustand, und nicht vielmehr Folge einer plethorischen und überthätigen Beschaffenheit des Blutsystems sey, in welchem Falle dies Mittel nothwendig zum großen Nachtheil des Kranken ausschlagen muß. Ferner, ob, im Falle es wirklich passiver Zustand ist, nicht ein hoher Grad von örtlicher oder allgemeiner Reizbarkeit, eine irritable Schwäche des Blutsystems, damit verbunden ist, in welchem Falle das Mittel zwar anwendbar, aber nur mit Vorsicht, anfangs in ganz kleiner, und nur allmählich steigender Gabe, mehr äußerlich in Bädern, als innerlich, auch in Verbindung schicklicher kühlender

*) Diesen wichtigen und jetzt so häufig übersehenen Gegenstand der Vollblütigkeit des Unterleibes, und die Anwendung der stärkenden, besonders Eisenmittel dabei, hat Marcard in seinem Werke unübertrefflich schön abgehandelt.

Mittel, zu gebrauchen ist. Ferner, ob nicht die der Blutung zum Grunde liegende Schwäche blos local, dabei aber noch im Ganzen ein energischer Zustand des Blutsystems, auch wohl noch mit Vollblütigkeit verbunden, vorhanden ist, in welchem Falle ein unvorsichtiger Gebrauch des Pyrmonter Wassers einen desto heftigern Antrieb in und durch die nachgebenden Gefäße des geschwächten Organs erzeugen muß, und wo dem Gebrauche erst eine vorbereitende, entweder die Vollblütigkeit, oder die zu große Thätigkeit des arteriösen Systems, mindernde, Kur vorhergehen muß, und dann der Gebrauch selbst mehr in Bädern als innerlich, mit beständiger Rücksicht auf Unterhaltung der Ausleerungen, besonders des Unterleibes, und Mitanwendung kühlender öffnender Mittel, besonders der auflösenden Extracte mit auflöslichem Weinstein, zu machen ist. Ferner, ob nicht Verstopfungen und Verhärtungen der Eingeweide den Blutfluß begründen, oder mit ihm verbunden sind, in welchem Falle das Pyrmonter Wasser, statt zu helfen, den Blutfluß verschlimmern, und noch überdies die Verstopfung und Verhärtung vermehren wird; daher die sorgfältigste Untersuchung nöthig ist, ob nicht dergleichen Fehler im Unterleibe, oder bei passiven Lungenblutungen nicht Verhärtungen in den Lungen*), oder beim Mutterblutfluß nicht

*) Ueberhaupt ist bei allen Personen mit verdächtigen oder reizbaren Lungen die Vermischung dieses Wassers mit Eselsmilch zu empfehlen, so wie bei allen sehr reizbaren oder magern Subjecten die Zumischung

Verhärtungen im Uterus vorhanden sind. — Endlich, ob nicht der Grund des Blutflusses der Reiz eines im Körper fixirten krankhaften Stoffes, z. E. einer venerischen, oder gichtischen, oder scabiösen rc. Dyscrasie sey, in welchem Falle auch das stärkende Mineralwasser nichts helfen, sondern eher schaden wird.

Ueberhaupt aber ist es bei **Krankheiten des Gebärmuttersystems** von ganz vorzüglichem Werthe, und scheint eine eigenthümliche Beziehung auf dieses Organ zu haben. Ich rechne dahin zuerst das höchst lästige und hartnäckige Uebel der beschwerlichen und schmerzhaften Menstruation, welches oft allen Mitteln widersteht, und außer seinen großen Beschwerden, die immer das Viertheil, auch wohl die Hälfte des Lebens (denn bei manchen dauern die Beschwerden, 14 Tage lang) zur Krankheit machen, noch das Ueble hat, daß es gewöhnlich die Empfängniß hindert. Ich rechne dahin nicht blos die Localleiden, die oft wehenartigen Krämpfe und Schmerzen des Uterus, sondern auch die consensuellen diese Periode begleitenden Affectionen anderer Theile, die heftigen Koliken, das Erbrechen, die Migrainen, die Ohnmachten, die krampfhaften und hysterischen Zufälle. Das Uebel hat immer eine erhöhte und anomalische Reizbarkeit des Uterus zum Grunde, und ich habe von keinem Mittel so vortreffliche und oft so entscheidende Wir-

von dem dritten oder vierten Theil warmer Milch den Gebrauch sicherer und wohlthätiger macht.

kungen dagegen gesehen, als von dem gehörigen in- und äußerlichen Gebrauche des Pyrmonter Wassers.

Ein anderes hierher gehöriges Uebel ist jener Feind, der immer allgemeiner wird, und gewiß in den höhern und luxuriösen Ständen mehr als der Hälfte eigen, und also in der That nicht mehr Ausnahme, sondern Regel ist, — der weiße Fluß. In allen den Fällen, wo wahre Schwäche dieser Organe, nach zu häufigen oder schweren Niederkünften, Uebermaaß des Beischlafes, Onanie, starken Mutterblutflüssen, die Ursache ist, oder wo ein chlorotischer Zustand mit schwerer Menstruation zum Grunde liegt, wie dies bei jungen Frauenzimmern häufig der Fall ist, wird dieses Hülfsmittel von ausgezeichneter Wirkung seyn, ja, wenn das Uebel nicht schon gar zu habituell geworden, Radikalkur bewirken. Aber wenn Vollsaftigkeit, oder Localfehler des Uterus, Verhärtungen, Polypen, oder Metastasen von psorischen, venerischen, arthritischen 2c. Stoffen, oder materielle Anhäufungen im Unterleibe dies Uebel hervorbringen, dann kann dieses Mittel nicht helfen, ja bei anfangenden Verhärtungen sehr schaden, da es dieselben vermehren und noch härter machen wird; und man sieht hieraus, wie nothwendig bei dieser Krankheit eine vorhergehende genaue Untersuchung und Unterscheidung der Fälle ist.

Endlich muß auch der weiblichen Unfruchtbarkeit hier erwähnt werden, die, wenn sie nicht von organischen Fehlern herrührt, und ihren Hauptgrund in Schwäche oder einer mangelnden oder zu schwer zu erregenden, oder auch krankhaft erhöhten, ja bis zu Schmerzen steigenden Reizbarkeit des Uterus*) und der damit innigst verbundenen Reproductionskraft desselben hat, wie ich aus mehrern überzeugenden Beispielen weiß, in keinem Mittel so viel Hülfe findet, als in dem Gebrauche kohlensaurer Eisenwasser, insonderheit des Pyrmonter und Driburger. Nur muß der Gebrauch lange genug fortgesetzt, auch, wenn es nöthig ist, mehrere Jahre wiederholt werden.

Ich kann diesen Gegenstand nicht verlassen, ohne noch jenes Leidens zu erwähnen, das ich die krankhafte oder beschwerliche Schwangerschaft nenne, da es ganz der beschwerlichen Menstruation analog ist. Es besteht darin, daß, so wie hier durch den Reiz der periodischen Vollblütigkeit, eben so dort durch den Reiz der neuen Schöpfung, das ganze Nerven- und Gefäßsystem so heftig afficirt wird, daß dadurch neue und wirklich krankhafte Symptome entfernter Theile, ja oft des ganzen Organismus, entstehen. Sind diese Symptome leicht und vorübergehend, so werden sie gewöhnlich nicht geachtet. Aber sie können einen Grad der Heftigkeit erreichen, der die ganze Zeit der Schwangerschaft zu einer höchst peinlichen, ja selbst gefährlichen, Krankheit macht, wohin das bis zu Ende fortdauernde Erbrechen, Krämpfe, Fieberbewegungen, ja

*) Dieser Fehler kann bekanntlich oft nur relativ seyn, daher eine Frau mit einem Manne unfruchtbar ist, mit dem andern nicht.

Störungen der Denkkraft gehören, wie mir denn ein solcher unglücklicher Fall bekannt ist, wo jedesmal die Schwangerschaft einen Wahnsinn erzeugte, der bis zu Ende fortdauerte, und sich dann von selbst verlor. Bei dieser Anomalie der Schwangerschaft ist nun das Pyrmonter Wasser nach meinen Erfahrungen ein ganz vorzügliches Mittel, außer der Schwangerschaft, aber einige Jahre nach einander, gebraucht. Ich habe ein merkwürdiges Beispiel der Art beobachtet, wo das zu frühzeitige Heirathen, bei noch nicht völlig entwickeltem Körper, die traurige Folge hatte, daß das nicht zur Vollkommenheit seiner Ausbildung gelangte Organ die Kraft nicht hatte, die Lasten der Schwangerschaft zu ertragen, und nun jede Schwangerschaft ein Zeitraum von Krankheit von Anfang bis zu Ende wurde, die sich durch neunmonatliche unaufhörlich fortdauernde Fieberbewegungen, Abmagerung, Koliken, Kopfschmerzen, Betäubung, Schläfrigkeit u. s. w. auszeichnete, ja einmal den Körper gegen das Ende der Schwangerschaft bis zur tödtlichen Schwäche und Abzehrung gebracht zu haben schien, aber allemal gleich nach der Entbindung zur Verwunderung sich wieder verlor. Ich ließ Pyrmonter Brunnen, das erste Jahr zu Hause, das folgende an der Quelle, innerlich und in Bädern brauchen, und zwar während der Schwangerschaft, welches ich bei den mehresten widerrathen würde, aber hier, wegen der gänzlich mangelnden Anlage zum Abortus, wagen durfte*),

*) Man sehe, was darüber oben in den allgemeinen Bemerkungen gesagt worden.

und dies hatte die Wirkung, daß nicht blos bei dieser Schwangerschaft die krankhaften Zufälle wegblieben, sondern auch die, zwei Jahr darauf erfolgende, neue Schwangerschaft frei davon blieb. — Zu bemerken ist noch, daß, wenn der Heilquell bei Krankheiten dieser Klasse gebraucht wird, er nicht blos zum Trinken, sondern immer auch zugleich zu Bädern und Einspritzungen, vorzüglich zu den, während des Badens anzuwendenden, innern Douchen benutzt werden muß. Doch ist bei der letztern Application bei reizbaren Subjecten Vorsicht und allmähliche Gradation anzuempfehlen, da mir heftige und bis ans Entzündliche steigende Localzufälle bekannt sind, die von einer zu starken Anwendung derselben entstanden.

Auch jene Krankheit des Uterus, die unter dem Namen Geneigtheit zum Abortus bekannt ist, gehört hierher. Sie ist nichts anders, als eine Convulsibilität des Uterus, welche bewirkt, daß dies Organ seine Ausdehnung nicht bis zu Ende vollenden kann, sondern daß dieselbe, wenn sie auf einen gewissen Punkt kommt, convulsivische Zusammenziehungen hervorbringt, welche das Ausstoßen des Foetus zur Folge haben. Dies kann habituell und äußerst schwer zu heilen werden, besonders wenn sich der Zufall an einen bestimmten Termin bindet, wo dann immer, wenn die Ausdehnung des Uterus zu diesem Punkte gekommen ist, die Zusammenziehung erfolgt. Und auch dagegen halte ich nach meiner Erfahrung das Pyrmonter Wasser für eins der wirksamsten, ja vielleicht das allerwirksamste,

Heilmittel; aber auch dabei ist lange fortgesetzter, innerer und äußerlicher, und mehrere Jahre wiederholter Gebrauch erforderlich.

Das jetzt so große Heer der Nervenschwächen und Nervenkrankheiten ist auch das, was Pyrmont und ähnliche Quellen am volkreichsten macht, und das mit allem Rechte. Denn giebt es irgend noch ein Radicalmittel für geschwächte Nerven, so ist es gewiß dieses, nebst dem Driburger Wasser. Hypochondrie und Hysterie finden hier gewiß nicht selten vollkommene Hülfe, sehr oft wenigstens die beste Erleichterung. Nur bitte ich wohl zu bemerken, daß es die Hypochondrie von wahrer Nervenschwächung (welche man auch die rein nervöse, oder die Hypochondrie ohne Materie zu nennen pflegt) seyn muß, die von Erschöpfung der Kraft durch Ausschweifungen, Geistesanstrengungen, Gemüthsaffecte, Blutverlust, zu weit getriebenen Gebrauch der Purgiermittel, der schwächenden Methode u. s. w. entstanden ist. Ist es hingegen die Hypochondrie von Verstopfungen im Unterleibe, von noch im Körper vorhandenen und die Nerven reizenden Krankheitsstoffen, oder der Zustand jener äußerst erhöhten Reizbarkeit, der beim weiblichen Geschlechte am meisten vorkommt, wo alle stärkende Mittel durch ihren zu heftigen Reiz schaden, und wo die einzige und hülfreichste Cur darin besteht, die Reize zu vermindern, und durch Milch, schleimichte Mittel, laue einfache Bäder, eine allmähliche Sammlung der Kraft möglich zu machen, — da kann und wird das Pyrmonter Wasser nicht helfen, sondern vielmehr bedeutend schaden; weshalb andere Mittel, und, wenn der Kranke in ein Bad reisen will, andere Bäder angewendet werden müssen, z. B. im ersten Falle das Karlsbad, in dem letztern Rehburg, Schlangenbad, wovon in der Folge mehr.

Was von der Hypochondrie gesagt worden, gilt auch von Krämpfen aller Art und der Convulsibilität überhaupt. Auch sie finden hier ihr wirksames Heilmittel, nur unter obigen Bestimmungen. Besonders muß ich eins der häufigsten und peinlichsten Uebel dieser Gattung erwähnen, des Magenkrampfes. Hier ist auch nach meinen Erfahrungen das Pyrmonter Wasser das vorzüglichste Heilmittel, wenn er nämlich rein nervöser Art ist, nur mit Ausnahme derer Fälle, wo die Magenreizbarkeit außerordentlich erhöht ist. Hier muß erst durch Nervenmittel, Valeriana, Wismuthkalk, Castoreum, Hyoscyamus, diese anomalische Reizbarkeit herabgestimmt werden, worauf man ebenfalls zum Pyrmonter Wasser übergehen kann, doch unterm Fortgebrauch ähnlicher Mittel. Beim hartnäckigen und eingewurzelten Magenkrampfe habe ich die vortrefflichste Wirkung von der Douche auf die Magengegend gesehen. Eben dies gilt von habituellen Krampfkoliken, Brustkrämpfen, Migrainen und nervösem Schwindel. — Merkwürdig ist es, daß die Epilepsie, wie mir sowohl meine Erfahrungen, als die Aussage der dortigen würdigen Brunnenärzte, bestätigt haben, kein Heilmittel in diesem Mineralwasser findet, da hingegen das Seebad, wie wir nachher sehen werden, so viele Wirksamkeit dagegen zeigt. Bei Lähmungen aller Art ist aber die Heilkraft dieses Mittels außerordentlich groß, und es sind mir hiervon die auffallendsten Beispiele bekannt, die hier zu erzählen zu weitläufig seyn würde.

Alle Krankheiten des Magens und Verdauungssystems, die in Schwäche ihren Grund haben, chronischer Appetitmangel, habituelles Erbrechen, Schwerverdaulichkeit, Blähsucht, Schleimsucht, können hier, wenn irgend noch Hülfe möglich ist, eine sichere und radicale Heilung erwarten. Besonders leistet es gegen chronische Diarrhöen, Lienterien, die sogenannten schleimichten Hämorrhoiden (oder, wie sie richtiger genannt werden sollten, Schleimsucht Flour albus des Mastdarms), Uebel, bei denen bekanntlich, wenn sie eingewurzelt sind, nur im Eisen wahre und dauerhafte Hülfe zu finden ist, die herrlichste Wirkung.

Gegen die Würmer halte ich es für ein Hauptmittel, theils zur Abtreibung der vorhandenen, theils und vorzüglich zur Vernichtung der Wurmsucht, d. h. der Anlage zu ihrer Erzeugung. Ich erinnere mich, daß selbst ein Bandwurm, den man gar nicht vermuthet hatte, während des Gebrauchs abging.

Bei Krankheiten der Harnwege, wenn sie Atonie zum Grunde haben, kann es nicht genug empfohlen werden. Dahin gehört das Schwerharnen, Strangurie, und das so schwer zu heilende Uebel des Blasenkatarrhs. — Nur ist hierbei große Vorsicht nöthig, daß nicht etwa ein venerischer Ueberrest vorhanden sey, weil dann der

Gebrauch des Pyrmonter Wassers die gefährlichste Harnverhaltung und entzündliche Zufälle erregen kann. Es bleibt ewig wahr, daß dies Mineralwasser eins der sichersten Prüfungsmittel ist, um zu erforschen, ob der Körper völlig rein von venerischem Gifte sey oder nicht, weil es in letzterm Falle gewiß nicht gut bekommen und den verborgenen Feind zum Vorschein bringen wird.

Eben so ist es bei der männlichen Impotenz, wenn anders noch Hülfe möglich ist, und bei den langwierigen Nachtrippern, gewiß zu den wirksamsten Mitteln zu zählen, wobei aber der Gebrauch des Douchbades auf die leidenden Theile und das Heiligebein nicht verabsäumt werden darf.

Bei Gicht und Rheumatismus ist es zwar während der Anfälle nicht zu empfehlen, aber zur Auslöschung der Anlage als ein Hauptmittel zu betrachten. Auch bei der atonischen Gicht, wenn es der Natur an Kraft fehlt, die Gichtkrise nach äußern Theilen zu treiben, und statt deren innere Organe leiden, ist es höchst wohlthätig.

Auch die nervöse Augenschwäche verdient einer besondern Erwähnung. Man trinkt, badet und bedient sich dabei noch alle Morgen und Abend zum Waschen der Augen des eigenthümlichen Quells, der Augenbrunnen genannt, der nur ein gemilderter Zweig des Hauptquells ist. Insonderheit habe ich die dunklen Flecken, Spinnweben, fliegenden Punkte (Scotoma) dadurch mehrmals verschwinden sehen. Selbst der Gebrauch außer der Quelle kann dies bewirken.

Zur Heilung chronischer Geschwüre, die durch Leblosigkeit der Haut unterhalten werden, ist es, als Bad zugleich mit dem innern Gebrauche angewendet, ein treffliches Mittel.

Einen sehr wesentlichen Gewinn hat Pyrmont durch die Entdeckung, oder wenigstens medizinische Benutzung, des kohlensauern kochsalzhaltigen Quells, eine Viertelstunde von dem Orte, erhalten. Es ist dies ein an kohlensauerm Gas, Kochsalz und Magnesia äußerst reiches und nur sehr wenig eisenhaltiges Wasser, und, so viel ich weiß, einzig in seiner Art; denn es übertrifft viele in ihrer Mischung ähnliche Mineralwasser sehr an Kochsalzgehalt. — Die Wirkungen sind demnach von denen des Stahlbrunnens sehr verschieden, zwar auch reizend, aber auflösend=reizend, Secretion befördernd, mehr kühlend als erhitzend, und daher kann dieses Wasser in solchen Fällen gebraucht werden, wo entweder der Stahlbrunnen gar nicht anwendbar ist, oder wo er wenigstens erst einer Vorbereitungskur bedarf. Ich rechne dahin chronische Hautkrankheiten, Drüsenverstopfungen, Verhärtungen, Skrofelkrankheit, langwierige Gichtzufälle und Rheumatismen. Es ist bekannt, von welchem außerordentlichen Nutzen schon künstliche Salzbäder bei chronischen Hautkrankheiten, den hartnäckigsten Giftaffectionen, und Skrofeln sind; wie viel mehr läßt sich in diesen Krankheiten von den Bädern erwarten, wo die Kraft des Kochsalzes noch durch den Zusatz des kohlensauern Gas, und des feinen, sey es auch noch so geringen, Eisengehalts, um ein großes vermehrt werden muß.

— Auch diejenigen, welche, wegen vorhandener Verschleimung oder anderer materieller Anhäufungen im Unterleibe, den Gebrauch des Stahlwassers noch nicht unternehmen können, werden sich durch einen vorhergehenden acht= oder mehrtägigen innern Gebrauch dieses Wassers dazu vorbereiten und geschickt machen können. Herr Trampel hat sich um die mehrere Aufnahme dieser Quelle sehr verdient gemacht.

Aus dem Gesagten ergeben sich nun auch die Fälle, wo der Gebrauch des Pyrmonter Wassers widerrathen werden muß. Sie sind: hectische Anlage und Lungenfehler, Verstopfungen und Verhärtungen der Leber oder anderer Eingeweide des Unterleibes, auch Verhärtungen äußerer Theile des Körpers, das Vorhandenseyn schleimichter, gallichter, und anderer materieller Anhäufungen und Infarcten im Unterleibe, so wie specifischer Krankheitsmaterien in den Säften, als der venerischen, psorischen, arthritischen.

Die Lage von Pyrmont ist romantisch. Zwischen malerischen, waldbekränzten Bergen ein schönes fruchtbares und mit herrlichen Alleen durchschnittenes Thal. — Die große Brunnenallee ist einzig in ihrer Art. Dies hohe grüne Gewölbe, ruhend auf ehrwürdigen Linden, den einzigen noch lebenden Zeugen vergangner Jahrhunderte, erfüllt das Gemüth mit Ehrfurcht und Bewunderung, und bietet, durch das bunte Gewimmel der jetzigen Generation belebt, ein höchst malerisches und selbst durch den Kontrast interessantes Schauspiel dar.

Da es eins der besuchtesten, und zwar von den höhern und reichsten Klassen besuchtesten, Bädern ist, so ist natürlicher Weise die Lebensart geräuschvoll, luxuriös, kostbar und vornehm, daher auch oft gezwungen und drückend für geringere Stände. Es läßt sich jedoch hoffen, daß sich dies immer mehr verlieren, und man endlich zu der Einsicht kommen werde, daß ein Hauptreiz solcher Anstalten der ist und seyn soll, aus den gewöhnlichen Verhältnissen und steifen Einengungen des bürgerlichen Lebens herauszutreten, sich einmal in freier Luft auch der Freiheit des Lebens zu erfreuen, und die reine Natur mit ihren Gaben auch natürlich zu genießen.

Daß es bei einer solchen Lebensart nicht an Störungen des Hauptzwecks und an mancherlei Diätsünden fehlt, läßt sich leicht erachten; und ich benutze diese Gelegenheit, um den Vorschlag einer Brunnenpolizei zu thun, die mir für alle solche Anstalten höchst nöthig, und doch noch gar sehr zu fehlen scheint. — Die Basis derselben sollte das unerbittliche Gesetz seyn, nichts, so viel in der Macht der Polizei steht, zu dulden, was den Hauptzweck des Aufenthalts, Wiederherstellung der Gesundheit, hindern kann. Dahin gehört fürs erste, daß die Küche unter Aufsicht des Arztes stehe, und sowohl Auswahl, als Zubereitung der Speisen den Grundsätzen einer guten Brunnendiät gemäß eingerichtet werden. So z. B. trockne Erbsen, Linsen, Bohnen, geräuchertes Fleisch, fette und Hefenkuchen, Sauerkraut, Salat, müßten gar nicht vorkommen. Ferner müßten des Abends nach 10 Uhr alle öffentliche Häuser, Konzert= und Ballsäle geschlossen, auch keine Musik mehr, und kein die Ruhe störendes Schwärmen, auf den Straßen gestattet werden. Selbst das Begrüßen mit Abnehmung des Huthes müßte durch öffentliche Anschläge, wie in Doberan, verboten werden.

Driburg.

Was bisher von Pyrmont gesagt worden, gilt ganz und im vollkommensten Grade von Driburg. Ja es enthält nach der chemischen Untersuchung noch etwas mehr an Eisen, salinischen Bestandtheilen, und an kohlensaurem Gas, welches sich auch schon dadurch zu erkennen giebt, daß die Quelle noch weit stärker, als die zu Pyrmont, sprudelt und kocht, auch der Geschmack des frisch geschöpften Wassers noch geistiger auffällt.

Es folgt hieraus, daß seine Eigenschaften in der Hauptsache ganz die nämlichen sind, und die Erfahrung bestätigt dies auch vollkommen. In allen den Krankheiten, in welchen der Nutzen des Pyrmonter Wassers gerühmt worden, zeigt es ebenfalls die herrlichsten Kräfte, und kann dabei empfohlen werden. Ja es übertrifft zuweilen noch das Pyrmonter Wasser, und zeigt sich für manche Naturen noch mehr geeignet und wohlthätiger als jenes. — Was den Grund hiervon, und die feinere Bestimmung seiner charakterischen Eigenthümlichkeit betrifft, so ist folgendes das Resultat meiner Beobachtungen. Zuerst scheint es mir, wovon unstreitig der Grund dem reichern Antheil des kohlensauren Gas beizumessen ist, mehr noch den Charakter der Flüchtigkeit zu haben, als das Pyrmonter, und daher für diejenige Klasse nervenschwacher Magen, die durchaus nur flüchtige Mittel vertragen, passender und verdaulicher zu seyn. Ferner, da es mehr salinischen Antheil hat, ist es für solche, die zur Verschleimung des Magens und zu Verstopfungen geneigt sind, wohin der größte Theil der Hypochondristen gehört, vorzüglich geeignet, wie solches auch die Erfahrung bestätigt.

Der innere Gebrauch der Hauptquelle wird durch den der Bäder derselben und der Wasser- und Dampfdouche kräftig unterstützt.

Außer der Hauptquelle besitzt Driburg noch zwei für diesen Kurort wichtige Heilquellen, den in der Nähe entspringenden Herster Säuerling, welcher wegen seiner milden Wirkung häufig als Getränk empfohlen wird, und die Saatzer Schwefelquelle, welche zur Bereitung sehr kräftiger Mineralschlammbäder benutzt wird.

Die Gegend ist romantisch schön, hier und da noch eine reizende Wildniß; schön belaubte Berge mit alten Ruinen, wenig Kunst, aber desto schönere Natur; die Wohnungen und Badeeinrichtungen zweckmäßig und gut, nur für die immer mehr zunehmende Menge der Brunnengäste nicht hinreichend; der Ton gesellig und ungezwungen, und für den, der friedliche Erholung sucht, insbesondere für den Mittelstand, der häusliches Familienleben gewohnt ist, behaglicher, als das geräuschvolle Pyrmont.

Das Ganze ist ein schönes Monument, was Verstand, Einsicht und Beharrlichkeit eines Privatmanns ausführen können, und niemand wird diese schöne Anstalt verlassen, ohne dem würdigen Herrn von Siersdorff, der sich dadurch noch für künftige Jahrhunderte zum Wohlthäter der Menschheit gemacht hat, den innigsten Dank zu weihen, und den trefflichen Arzt, der ihn dabei unterstützte, Herrn Brandis*) zu segnen.

*) Sein Werk über den Driburger Brunnen ist nicht blos für diesen Gegenstand, sondern für Eisenmittel überhaupt, klassisch.

Cudowa.

Dieser Heilquell ist unstreitig an Gehalt seiner Bestandtheile der stärkste unter allen Schlesischen Quellen. Er besitzt einen Reichthum an kohlensauerm Gas, der alle andere mir bekannte Stahlwasser übertrifft, und nächstdem an alcalischen Bestandtheilen, wie er auch in dieser Verbindung selten ist. Doch erreicht der Eisengehalt den von Pyrmont und Driburg nicht, und er würde in dieser Hinsicht mehr mit Schwalbach zu vergleichen seyn. Außer Vorrichtungen zu Wasser-, Douche- und Tropfbädern, finden sich zu Cudowa auch Vorrichtungen zu Gasbädern.

Es läßt sich in allen Krankheiten der Schwäche, besonders der Nerven und des Verdauungssystems, wo Pyrmont und Driburg passend sind, mit Nutzen anwenden. Auch sind mir bei Krankheiten der Nerven und Urinwerkzeuge, Schleimsucht, erschwertem schmerzhaftem Urinlassen, gute Wirkungen davon bekannt.

Eger.

Der Franzbrunnen bei Eger verdient seinen Platz unter den vorzüglichsten Heilquellen Teutschlands, und ist ganz dazu geeignet, das herrliche Böhmische Kleeblatt (Karlsbad, Töplitz) voll zu machen, wodurch ein wahrer Inbegriff der kräftigsten Hülfsmittel gegen die mannigfaltigsten und entgegengesetztesten Uebel entsteht, und zugleich der große Vortheil erwächst, in Fällen, die mehrere bedürfen, eins nach dem andern brauchen, und dadurch eine heilsame Stufenfolge der Mittel bewirken zu können. — So vereint die gütige Natur ihre schönsten Gaben, und es ist merkwürdig, daß wir in dem Rheingebirge an Wiesbaden, Ems und Schwalbach, so wie in Westphalen an Pyrmont, Driburg und Nenndorf eine ähnliche Zusammenstellung finden.

Das Egerwasser gehört zwar im Allgemeinen unter die Stahlwasser, aber seine Natur ist bei großer Wirksamkeit, doch so eigenthümlich gestaltet, daß es nicht durch ein anderes ersetzt werden kann, und einen ganz eignen und ausgezeichneten Werth erhält. Es ist äußerst geistig, beträchtlich eisenhaltig, dabei aber reicher an feinen salinischen Bestandtheilen, als irgend ein anderes Stahlwasser. Seine

Natur ist daher flüchtig, durchdringend, leicht verdaulich, und doch kräftig, und seine Wirkung reizend, belebend, stärkend, aber viel weniger erhitzend als die reinen Stahlwasser, eröffnend, auflösend, Se- und Excretionen befördernd, und doch nicht schwächend, wie die blos salinischen Wasser.

Es ist daher von unbeschreiblichem Werthe in allen den Fällen, wo es darauf ankommt aufzulösen und zu reinigen ohne zu schwächen, die Thätigkeit des Gefäßsystems zu vermehren, ohne Erhitzungen und Blutcongestionen zu erregen, und zu stärken, zusammen zu ziehen, ohne zu verstopfen.

Die Contraindicationen, die den Gebrauch der starken Stahlwasser untersagen und sie oft so gefährlich machen, fallen hier weg. Sie sind: Nervenschwäche mit einem reizbaren und activen Blutsysteme, Schwäche und Reizbarkeit der Lungen, Geneigtheit zu Blutcongestionen nach innern edlen Theilen, insonderheit Kopf und Lungen, materielle Anhäufungen, Verstopfungen und Verhärtungen im Unterleibe und andern Theilen. In allen diesen Fällen läßt sich das Egerwasser anwenden, und es ist demnach unter allen martialischen Mineralwassern dasjenige, was trotz seiner großen Wirksamkeit doch mit den wenigsten Besorgnissen anzuwenden, und dessen Wirkungskreis gewiß der ausgebreitetste, so wie sein Gebrauch der sicherste ist.

Schon hieraus erhellt, daß es wenig chronische Krankheiten giebt, wo dasselbe nicht heilsam wäre; denn wo bedarf es da nicht einer gleichförmigen, mäßigen Erregung aller Organe, einer allgemeinen

Beförderung der Thätigkeit der Absonderungen, der Reinigung und sanften Stärkung, welches alles dieser Brunnen so vortrefflich bewirkt? Und eben so sind wenige individuelle Lagen des Organismus ausgenommen, wo es nicht anwendbar wäre, und Personen, die durchaus kein anderes Mineralwasser vertragen können, vertragen dieses.

Ich werde daher, wie immer, nur die Fälle ausheben, wo dasselbe eine vorzüglich ausgezeichnete oder ihm eigenthümliche Wirkung äußert.

Zuerst gehört dahin der Zustand der Hypochondrie, wo mit Atonie der Unterleibseingeweide Stockungen in den Gefäßen und Leibesverstopfung, oder Hämorrhoidalvollblütigkeit und Neigung zu Blutcongestionen nach edlen Theilen, verbunden sind. Giebt man hier die starken Mineralwasser, so werden die Stockungen vermehrt und leicht in Verhärtungen verwandelt; die Leibesverstopfung wird noch hartnäckiger, die örtliche Vollblütigkeit des Unterleibes und die damit verbundenen Hämorrhoidalbeschwerden nehmen zu: es entstehen beschwerliche, oft gefährliche Blutcongestionen nach edeln Eingeweiden; statt stärker zu werden, fühlt sich der Kranke immer elender, schwächer, unbehaglicher, und das Gefühl der Hypochondrie nimmt immer mehr zu, denn man weiß, wie viel bei dieser Krankheit auf freie Circulation im Unterleibe und auf gehörige Leibesöffnung ankommt. Der Egerbrunnen hingegen, indem er die Thätigkeit der innern Organe auf eine leichte und sanfte Weise vermehrt und die Absonderungen befördert, vermindert die Vollblütigkeit des Unterleibes, hebt die Stockungen, unterhält freie Leibesöffnung, bewirkt eine gleichförmige Blutvertheilung, verhütet Congestionen und Phlogosen und giebt ein höchst angenehmes Gefühl von Wohlseyn, Erleichterung und Stärkung; und, was hauptsächlich wichtig ist, diese Vortheile dauern auch nach dem Gebrauche fort, und gehen nicht wie bei andern bloß eröffnenden Mineralwassern, nachher in Erschlaffung und neue Stockung über. — Selbst bei Verhärtungen innerer Theile, wo die reinen Stahlwasser so nachtheilig, ja gefährlich sind, indem sie Vermehrung und Vergrößerung der Verhärtung bewirken und leicht Entzündung derselben erzeugen, kann der Egerbrunnen ohne diese Nachtheile, ja oft mit merklichem Vortheile gebraucht werden.

Bei chronischen Nervenkrankheiten, Magenkrampf, habituellen Koliken, wenn der eben beschriebene Zustand des Unterleibes damit verbunden ist, leistet er die trefflichsten Dienste. Ist es reine Schwäche, so leistet Pyrmonter und Driburger Wasser mehr.

Bei langwieriger Schwerverdaulichkeit, Schleimsucht des Magens, Magensäure, Blähsucht, gehört er gewiß unter die vorzüglichsten Mittel.

Bei allen Arten von Hämorrhoidalbeschwerden, sowohl verstopften als fließenden, anomalischen, vorzüglich aber zur Aufhebung der Hämorrhoidalanlage, ist es gewiß unter allen Mineralwassern das am allgemeinsten passende.

Eben so bei anfangenden Stockungen und Vergrößerungen der Leber, Anomalieen der Gallenabsonderung, Neigung zu Gallenanhäufungen in den ersten Wegen, und Gelbsucht, ist sein Gebrauch von ausgezeichnetem Werthe.

Genug, für Gelehrte, Künstler und sitzende Arbeiter ist es gewiß das passendste und wohlthätigste unter allen Mineralwassern, und vermag den aus dieser Lebensart entstehenden Nachtheilen am besten abzuhelfen, wenn man es alle Jahr im Sommer 4 Wochen lang täglich zu einer halben oder ganzen Bouteille, mit Bewegung verbunden trinkt; denn es leistet auch, entfernt von der Quelle getrunken, die besten Wirkungen. Ich kenne sehr viele Geschäftsmänner, die, bei einem fast immer sitzenden Leben und beständiger Anlage zur Krankheit, dennoch dadurch ihre Gesundheit eine lange Reihe von Jahren hindurch erhielten und noch erhalten, daß sie jeden Sommer diese Kur brauchen, und es ist zuverlässig für diese Klasse von Menschen etwas, was sie nie versäumen sollten.

Selbst bei Brustbeschwerden — und das giebt diesem Wasser einen großen Vorzug — ist es anwendbar. Bei Schleimsucht der Lunge, sie mag sich nun in Schleimasthma, oder in Schleimphthisis darstellen, selbst bei Lungenknoten, ist es erlaubt und oft von dem herrlichsten Nutzen; nur muß man nicht versäumen, es bei großer Reizbarkeit der Lungen oder Anlage zur Hektik, mit etwas warmer Milch, am besten Eselsmilch, vermischt trinken zu lassen.

Bei chronischen Nieren- und Blasenkrankheiten, Gries, Steinbeschwerden, Blasenkatarrh, dem Schwerharnen, den Blasenhämorrhoiden, ist es eines der hülfreichsten und wohlthätigsten Mittel. — Zwar wird es bei Steinbeschwerden vom Karlsbad, als stärkerem Auflösungsmittel, übertroffen, aber desto mehr ist es passend als Nachkur, um die Folgen und die Wiederkehr des Uebels zu verhüten.

Ueberhaupt ist es gewiß als Nachkur nach dem Karlsbade vorzüglich schätzbar, da bei sehr vielen Kranken der Sprung davon zu einem der stärksten Stahlwasser, als Pyrmont, zu groß ist, und nicht wohl bekommt, ja oft alles Gute, was der vorhergehende Gebrauch bewirkt hatte, wieder zerstört; das Egerwasser hingegen, wegen seiner mit den stärkenden verbundenen auflöslichen Eigenschaften, sich demselben weit besser anschließt, und die Stärkung in gleichem Tone fortsetzt.

Eben so dient es als die beste Vorkur vor dem Gebrauch der starken zusammenziehenden Stahlwasser, Pyrmont, Driburg u. dergl., um erst den Unterleib zu öffnen und frei zu machen, Stockungen aufzulösen, und Unreinigkeiten zu entfernen.

Ist freilich ein hoher Grad der Schwäche zu bekämpfen, und ist der Zweck blos Stärkung, sey es des Nerven- oder des Gefäß-, oder Visceralsystems, dann ist der Gebrauch eines stärkern, rein martialischen, Brunnens, z. B. Pyrmont, Driburg, vorzuziehen.

Bei der früheren Art der Versendung des Franzensbrunnen ließ sich, trotz aller Sorgfalt nicht vermeiden, daß eine beträchtliche Menge des kohlensauern Gases entwich und ein Theil seines Eisengehaltes niedergeschlagen wurde. Dieser Uebelstand wird jetzt durch eine sehr zweckmäßige Weise der Versendung verhütet. Herr Hecht zu Kaiser-Franzensbad, welcher sich um diesen Kurort durch wesentliche Verbesserungen große Verdienste erworben, hat hier zuerst einen sinnreichen Apparat eingeführt, welcher später auch in Pyrmont und andern Kurorten benutzt worden ist, vermöge welchen die nach dieser Methode versendeten Flaschen außer dem Wasser des Franzensbrunnen eine künstliche Beimischung von kohlensauren Gas erhalten, wodurch die Zersetzung des Mineralwassers vollkommen verhütet wird. Um indeß von der Quelle entfernt den Franzensbrunnen in seiner unveränderten und in seiner veränderten, weniger erregenden Form gebrauchen zu können, wird jährlich dieses Mineralwasser in doppelter Art versendet.

Ganz besonders ist es meine Pflicht, auf den Salzbrunnen, diese, lange noch nicht genug gekannte und in ihrem wahren Werth geschätzte, Quelle des von der Natur so reich begabten Egers mehr Aufmerksamkeit zu erregen, und zwar in gewissen Fällen, wo uns so oft alle andern Mineralwasser verlassen. Diese Fälle sind, große Reizbarkeit der Lungen, besonders ihrer Schleimhaut, daraus entstehender chronischer Husten, Engbrüstigket, Schleimlungensucht, desgleichen Lungentuberkeln, tuberkulöse

Lungensucht. Man weiß wie groß der Grad der Reizbarkeit dieses Systems und des damit verbundenen Blutsystems in solchen Fällen steigt, so daß selbst die sonst trefflichsten Mineralwasser, sobald sie ein Uebermaaß von Kohlensäure oder etwas Eisen enthalten, sogleich den Husten reizen und die hier immer schon zur Beschleunigung geneigte Blutbewegung und Fieberanlage vermehren. Der Egersche Salzbrunnen aber ist, nach meiner vielfältigen Erfahrung, wegen seiner geringen Menge Kohlensäure, und wegen des Mangels an Eisengehalt, das mildeste aller mir bekannten Mineralwasser, und wird in solchen Fällen vortrefflich vertragen, ja er beruhigt und hebt am besten den Husten und die Brustbeschwerden. Dazu kommt nun noch sein bedeutender Inhalt an Natron, wodurch er ein kräftiges, und doch nicht erhitzendes, Auflösungsmittel der Tuberkeln wird; — ein höchst wichtiger Umstand, da wir wissen, wie schwer, ja gefährlich wegen der leicht möglichen Entzündung der Tuberkeln, die Anwendung anderer Auflösungsmittel bei Lungentuberkeln ist.

Außer dem Franzensbrunnen und dem Salzbrunnen oder der Salzquelle, sind noch der kalte Sprudel und die Wiesenquelle zu erwähnen; — ersterer steht nach seinem Gehalt und seiner Wirkung zwischen dem Franzensbrunnen und dem Salzbrunnen in der Mitte, letztere erst neuerdings entdeckt und benutzt, scheint dagegen dem Salzbrunnen am nächsten zu stehen.

Der Kurort besitzt ein großes und trefflich eingerichtetes Badehaus mit zweckmäßigen Vorrichtungen zu Wasser-, Douche- und Mineralschlammbädern, von welchen letztern durch ihre ausgezeichnete Wirksamkeit gegen chronische Nervenleiden besonders Lähmungen, und hartnäckige gichtische und rheumatische Localübel einen großen Ruf erworben haben; so wie zweckmäßige Apparate zur Anwendung des kohlensauern Gases, in Form von Gasbädern.

Spaa.

Reichthum an kohlensauerm Gas, auflösliche Salze, und ein bedeutender, doch nicht zu starker, Stahlgehalt, geben diesem weitberühmten Wasser außer den stärkend belebenden Kräften aller kräftigen Stahlwasser, noch den Vorzug, daß es leicht verdaut und leicht vertragen wird, und daher bei sehr empfindlichen, erregbaren, zu Erhitzungen und Blutcongestionen geneigten Körpern, große Eigenthümlichkeiten und Vorzüge hat. Daher ist es bei Lungenschwäche, bei Nervenschwäche und Brustaffektionen, bei manchen Arten der Hypochondrie mit großer Reizbarkeit, bei weiblichen Krankheiten und sehr zarten Naturen, bei sehr erhöhter Reizbarkeit des Urinsystems, bei Nieren- und Blaseneiterung und Verschleimung, ein ausgezeichnet wohlthätiges, oft durch nichts zu ersetzendes Heilmittel. Auch geben ihm die mannichfaltigen Quellen von verschieden modificirten Gehalt und Wirkung, die der Ort enthält, einen großen Werth, um sie den verschiedenen Konstitutionen und Bedürfnissen anpassen zu können, und manchem, dem der Pouhon zu stark ist, wird in dem Gerongstere oder der Sauveniere seinen Freund finden, oder durch die Verbindung beider seinen Zweck erreichen. Und eben hierin liegt eine von den ausgezeichneten Annehmlichkeiten und Vortheilen dieses Quells, daß man bei der Besuchung mehrerer dieser Quellen zugleich, genöthigt ist, jeden Morgen kleine Reisen zu Pferde oder zu Wagen in dem schönen Thal herum zu machen, wo durch die Bewegung und das Luftbad die Kraft des Wassers ungemein erhöht wird.

Schwalbach.

Es gehört zu den leichten, flüchtigen, und nicht zu starken Stahlwassern, welche leicht durchgehen, und weder den Magen noch ein schwaches Gefäßsystem belästigen. Es ist daher ein ganz vorzügliches Mittel bei solchen Arten der Schwäche, die mit einem sehr erregbaren Blutsystem, großer Neigung zu Blutflüssen, schwacher Lunge, Anlage zur Hektik, oder mit einer solchen Empfindlichkeit der Nerven verbunden sind, daß andere Stahlwasser nicht vertragen werden. Auch wo Verstopfungen im Unterleibe den Gebrauch stärkerer Stahlwasser bedenklich machen, oder wo eine allgemeine Kachexie, mit Unterleibsfehlern, schlechter Verdauung und Chylification droht, oder wo Schärfen, Unreinigkeit der Säfte aus solchen Quellen entstanden sind, ist es gar sehr zu empfehlen. — Die beiden Quellen, die unter dem Namen Weinbrunnen und Stahlbrunnen bekannt sind, scheinen nicht wesentlich verschieden, doch der Stahlbrunnen, wie schon sein Geschmack andeutet, reicher an Eisentheilen zu seyn, wonach die verschiedene Benutzung bestimmt werden kann.

Außer dem Wein- und Stahlbrunnen werden in Schwalbach neuerdings noch mehrere andere

Stahlquellen benutzt, unter welchen sich vorzüglich die Paulinenquelle durch ihre mildere, weniger aufregende Wirkung auszeichnet.

Schwalbach besitzt gegenwärtig ein großes und schönes Badehaus mit zweckmäßigen Vorrichtungen zu Wasser- und Douchebädern. —

Brückenau.

Unstreitig gehört dieses Wasser zu den stärksten Stahlwassern, die wir haben, nach der Menge seines Eisengehalts; auch ist die Menge des kohlensauern Gas bedeutend nach der Aussage aller Augenzeugen, denn leider fehlt uns noch eine genaue Analyse desselben. Nur scheint die Bindung desselben weniger fest und innig, und dieß ist eine wesentliche Bedingung nicht blos zum Transport (daher es, von der Quelle entfernt, viel verliert), sondern auch, nach meiner Meinung, für die durchdringende Wirkung im Körper selbst. Einen bedeutenden Vortheil erhält es durch die nahe dabei liegenden Wernatzer und Sinnberger Quellen von milder und mehr auflösender Beschaffenheit. Ich habe zu wenig eigene Erfahrung darüber, um seine Eigenthümlichkeiten genauer bestimmen zu können.

Fachingen.

Ein sehr liebliches, wohlthätiges, und höchst wirksames Mineralwasser, in manchen Fällen einzig in seiner Art. — Sein Auszeichnendes besteht in dem Reichthum an kohlensauerm Gas, a Mineralalkali und dessen Zusammenseyn mit einem nicht geringen Eisengehalt. Es ist daher ein auflösendes Mittel, was nicht schwächt, und ein stärkendes Mittel, was nicht zusammenzieht und verstopft. — Von ganz vorzüglichem Werthe ist es bei Hypochondristen, welche an Verstopfungen der Unterleibseingeweide, großer Verdauungsschwäche, und Säure leiden, ein Fall, der so häufig ist, und wobei weder die blos auflösenden, noch die rein stärkenden Stahlwasser, vertragen werden. — Selbst bei wirklichen Verhärtungen der Unterleibseingeweide und der dem Magen nahe liegenden, mit der äußersten Empfindlichkeit derselben und des Magens, so daß selbst Selterwasser nicht vertragen wurde, habe ich dieses Wasser ganz allein ~~vertragen und~~ trefflich bekommen gesehen, und ich kenne noch jetzt eine Kranke, die, schon seit 12 Jahren an einem solchen unheilbaren Uebel leidend, im Fachinger Wasser, was sie Sommer und Winter täglich trinkt, ihr vorzüglichstes

Erleichterungsmittel findet. — Bei der langwierigen Versäuerung des Magens, einem auch bei Hypochondristen so gewöhnlichen, und in seinen Folgen so nachtheiligen, Uebel, ist es eins der größesten Heilmittel. — Bei Gicht= und Nervenkrankheiten verdient es auch großes Lob.

Geilnau.

Zunächst nach Fachingen muß Geilnau genannt werden, da es in seinen Bestandtheilen und Wirkungen die meiste Aehnlichkeit damit hat. — Auch hier sind die herrschenden Bestandtheile Laugensalz und kohlensaures Gas, doch beides in geringerer Menge als in Fachingen. — Von ganz vorzüglichem Nutzen habe ich seinen fortgesetzten Gebrauch bei Stein- und Griesbeschwerden, Schleimsucht der Nieren und Blase, Eiterungen der Nieren und daher entstehender Schwindsucht, gefunden. — Kleine Steine gehen bei dem Gebrauch desselben ab, und selbst der Prozeß der Steinerzeugung, jene eigenthümliche Stimmung der Vitalitä der Nieren, wodurch diese abnorme Secretion hervorgebracht wird, kann zuweilen ganz dadurch aufgehoben werden, wenn es halbe Jahre und länger fortgesetzt wird.

Altwasser und Flinsberg.

Beide gehören zu den gelindern, und doch sehr wirksamen, Stahlwassern, und zeichnen sich noch überdieß durch einen bedeutenden alcalischen Gehalt aus, worin Altwasser am reichsten ist. Sie stehen daher dem Spaawasser am nächsten, nur daß an der Quelle noch der Einfluß der höhern und reinern Gebirgsluft ihnen einen großen Vorzug giebt; und sind bei allen Krankheiten der Schwäche, besonders Nervenkrankheiten und Unterleibsbeschwerden aus dieser Ursache, bei Hämorrhoidalübeln und weiblichen Krankheiten, Schwäche des Gebärmuttersystems, weißen Fluß, Mutterblutfluß, Neigung zum Abortiren, auch zur Nachkur nach dem Gebrauch anderer Bäder, ein treffliches Heilmittel.

Reinerz.

Es war ein glücklicher Gedanke des verdienten Mogalla, das mit den Schweizerischen in Lage, Vegetation und Lufthöhe so viel Aehnlichkeit haben-den Riesengebirge zu einer ähnlichen Molkenkur-Anstalt zu benutzen, wie in der Schweiz. Dazu fand sich in Reinerz ein Quell, der durch seinen reichen Gehalt an Kohlensäure, kühlend auflösenden salinischen Theilen, und äußerst geringem Eisengehalt, vortrefflich für manche Krankheiten, besonders der Lungen, sich eignete. Es ist dadurch eine Heilanstalt entstanden, die einzig in ihrer Art ist, und weder in Teutschland und selbst der Schweiz, noch sonst irgendwo, ist mir eine ähnliche Verbindung von Heilmitteln an einem Orte bekannt. Denn zugleich mit der Kraft des Brunnens vereinigt sich die einer aus den kräftigsten Bergpflanzen erzeugten und mit größter Sorgfalt bereiteten Molken, und noch überdieß die der reinsten leichten ätherischen Bergluft, welche unglaublich wohlthätig auf die Nerven und manche Krankheiten wirkt.

Da die Lufthöhe und das dadurch entstehende Luftbad ein eigenthümlicher Vorzug der Schlesischen Bäder ist, — sie liegen alle mehr als 1000

Fuß über der Meeresfläche, ja Reinerz 1678, — und da die Heilkräfte, so wie auch die möglichen Nachtheile dieses Heilmittels mir noch zu wenig beachtet und bestimmt zu seyn scheinen, so möge hier eine kurze Entwicklung derselben ihren Platz finden. Seine meiste und größte Wirkung gehet auf das Nervensystem und die Lungen. Der Nervenschwäche, der Hypochondrist, die Hysterische, fühlen sich durch diesen unsichtbaren Einfluß neu belebt, gehoben, leicht und frei von dem Druck jenes unbekannten Etwas, was ihnen jedes Gefühl, jeden Genuß, jede Freude des Lebens vergällt, ja das Leben selbst zur Last macht. Eben so die bleichsüchtigen, scrofulösen, an Nervengicht leidenden Kranken, die mit Unverdaulichkeit geplagten, und die mit der Englischen Krankheit behafteten Kinder, bei denen der Einfluß einer reinen, trocknen und ätherischen Luft wundervoll, und oft allein schon zur Kur hinreichend ist. Anders aber ist es mit den Lungenkranken. Hier giebt es allerdings Fälle, wo die zu reine, zu leichte Luft, der Ueberfluß von Sauerstoff, gar zu reizend, und die Vitalität zu sehr erhöhend auf die Lungen wirken kann. Wir müssen hier wohl unterscheiden, die zwei Hauptklassen der Lungensucht, die, welche mit einem entzündlichen Zustand der Lunge und erhöhter Reizbarkeit des Gefäßsystems verbunden ist — wir nennen sie die F l o r i d e, und sie zeichnet sich durch den gereizten und äußerst erregbaren Puls, die rothen Wangen, die erhöhte Lebenswärme, die öftere Geneigtheit zu Blutcongestionen, entzündlichen Affectionen und Blutungen der Lungen, aus —

und die, welche in Schwäche, und verminderter oder durch Schwäche erhöhter Empfindlichkeit der Lungen, und Atonie des ganzen Systems gegründet ist — wir nennen sie die atonische, und wir erkennen sie an der Abwesenheit jener Zeichen und den vorausgegangenen Umständen und Einwirkungen schwächender Art. — In der ersten Art kann die Wirkung einer hohen, reinen, oxygenirten Bergluft nachtheilig seyn, denn sie reizt und erhöht den Lebensprozeß noch mehr in dem schon gereizten und zu rasch lebenden Lungen- und Gefäßsystem, sie vermehrt dadurch die hier immer schon vorhandene entzündliche Anlage, und, indem sie auch leichter ist und weniger Widerstand leistet, die Congestion und Ausdehnung des Bluts in demselben; daher so leicht Bluthusten entsteht. Solche Kranke befinden sich besser, ja werden oft geheilt, wenn sie tiefer liegende Gegenden besuchen. Dahin gehört der Aufenthalt an der Seeküste, Seereisen, auch solche Heilquellen, die tiefer liegen, z. B. Selters u. s. w. Um so mehr aber und aus denselben Gründen wird sie derjenigen Klasse von Lungensüchtigen heilsam seyn, deren Grundübel in einer Schwächung und Reizlosigkeit der Lungen und des Gefäßsystems besteht, und wo der Localzustand entweder Mangel an Reizbarkeit, oder eine nur passiv erhöhte Empfindlichkeit ist. Ich rechne dahin die Schleimlungensucht und einige Arten der knotigten, so wie die nervösen und abdominellen Lungenkrankheiten. Es ist bekannt, daß bei diesen Reizmittel sehr wohlthätig wirken. Die Salvadorische Methode mit Salzfleisch und heftigen Bewegungen in freier Luft hat in der That schon manchen geheilt; eben so ein Feldzug, und noch der letzte Franzosenkrieg, wo Alles, ohne Rücksicht auf Gesundheit und Verhältnisse, zu den Waffen griff, hat mir mehrere Beispiele von jungen Leuten geliefert, die von der anfangenden Lungensucht dadurch befreit worden waren. Hier also paßt auch die höhere Bergluft, und Reinerz wird solchen Kranken trefflich bekommen; wohin ich auch noch solche rechne, die ihre Krankheit in feuchten, tief liegenden Gegenden bekommen haben.

Aber auch das zweite Heilmittel dieses Kurorts, die Molken, verdient unsere Betrachtnng. Es ist Zeit, dieses schöne Heilmittel der Nichtachtung zu entziehen, in die es bei Vielen durch einseitige Ansichten gefallen ist. Es gehört zu denen, die ohne in die Sinne fallende Eigenschaften, und ohne eine merkliche Alteration des Organismus, still und sanft, wie die Natur, die herrlichsten Wirkungen im Organismus hervorbringen. Vor allen Dingen gehören dahin die Lungenkrankheiten. Ich weiß kein Mittel, was bei chronischem, trocknem Reizhusten, bei erhöhter Reizbarkeit, entzündlicher Beschaffenheit der Lungen, florider Lungensucht, so durchaus passend und wohlthätig wäre, was selbst bei anfangender knotiger Lungensucht so treffliche Dienste leistete, und selbst die Knoten aufzulösen vermöchte, ohne durch Reizung, wie andere Auflösungsmittel, selbst das Quecksilber nicht ausgenommen, Entzündung und desto schneller Vergrößerung oder Vereiterung der Knoten zu erzeugen. Bei florider Lungensucht kann sie oft das ausgleichen, was etwa die Lufthöhe Nachtheiliges hervorbringt. — Eben so heilsam ist sie bei jenen Nervenkranken, von zarter reizbarer Constitution, deren ganze Krankheit und die Ursache ihrer Krämpfe in einer zu sehr erhöhten Reizbarkeit des sensiblen und irritablen Systems liegt, und wo die Hauptsache der Kur in Milderung dieser Reizbarkeit, in der möglichsten Entziehung aller starken Reize besteht. Noch mehr, wenn eine Dyskrasie der Säfte, eine Schärfe damit verbunden ist, die durch ihren Reiz die Nerven immerfort angreift und in ihrem normalen Wirken stört, oder wenn Verstopfungen, scrofulöse Verhärtungen, im Gekröse oder den Eingeweiden des Unterleibes, vorhanden sind. Endlich in einem Fall, wo sie das einzige Mittel in ihrer Art bleibt, bei schleichenden Fiebern, wo man kühlend nähren, das heißt, ein Mittel haben muß, welches zu gleicher Zeit kräftig restaurirt und doch die Thätigkeit des aufgeregten Blutsystems herabstimmt, und das ist die Molke.

Aber wenn die Molken diese Wirkungen erzeugen und die Verdauung nicht beschweren soll, dann muß sie süß und lebendig seyn, so wie man sie hier und in der Schweiz bereitet. Ich verstehe unter dem Ersten, daß sie keine fremden Stoffe oder andere Zusätze enthalte, sondern durch ein auch animalisches Product, durch Magensaft, geschieden sey; und unter der zweiten Bedingung, daß sie nicht gekocht, dadurch aus ihrer lebendigen Verbindung versetzt, und des feinen flüchtigen Theils beraubt sey, sondern ihre Lebenswärme behalte, und gleich nach dem Melken auf einem ruhigen Wege bereitet sey. Dies ist nun hier ganz der Fall. Die Molke wird durch den reinen, noch mit Wasser verdünnten, Magensaft des Kalbes, aus einer von herrlichen Bergkräutern entstandenen Milch, gleich nach dem Melken, noch lebenswarm, ohne Kochen, abgeschieden, und behält noch ganz das Aroma der lebendigen Milch. Solche Molke verträgt der schwächste, reizbarste, nervöseste Magen, auch solcher, der nie Milch vertragen kann. Sie erzeugt keine Blähungen, keine Säure, keine Beängstigungen: sie führt gelinde ab, löset auf, befördert alle Secretionen, auch die der Nieren und der Haut, giebt einen frischen gesunden Chylus, reinigt und belebt, verbessert und erneuet die Säfte.

Es hat mir immer geschienen, als wenn man die Idee der Erneuerung und Umschaffung der Säfte, auf die unsre Alten so viel hielten, in neuern Zeiten zu sehr vernachlässigt hätte. Aber so gewiß es ursprüngliche Krankheiten und Dyskrasieen der Säfte giebt, eben so gewiß giebt es auch unmittelbare Verbesserungen derselben. Durch die reinste und mildeste von allen Nahrungen, die Milch, kann ein reinerer, gesunderer Chylus erzeugt werden, durch einen reinen Chylus ein reineres, gesunderes Blut, und aus den Blute, als dem Grundquell und Keim alles Organischen, auch eine reinere uud gesundere Faser. Und so ist es theoretisch wahr und auch durch Erfahrung völlig entschieden, daß, bei den eingewurzeltsten und bösartigsten Verderbnissen und

Schärfen der Säfte, der gichtischen, venerisch ausgearteten, cancrösen, psorischen, eine viele Monate lang anhaltend und ausschließlich fortgesetzte Nahrung von Milch, und nichts als Milch, eine vollkommene Reinigung und Metamorphose des Organismus zur Folge haben kann. Das Nämliche, was die Milch thut, kann auch die Molken, und sie wird von Vielen besser vertragen.

Zu allem diesem Heilsamen kommt nun noch endlich das schöne Mineralwasser, was sich so trefflich an die beiden vorher genannten Heilmittel anschließt, reinigend, Secretionen befördernd, gelind auflösend und ohne Erhitzung stärkend, für kranke Lungen und verstopfte Unterleibseingeweide so ganz geeignet. Es hat viel Aehnlichkeit mit dem Fachinger Wasser, und verbindet sich vortrefflich mit den Molken, sich gegenseitig unterstützend und verbessernd, wodurch besonders für Lungenkranke und Hektische eine höchst wohlthätige und wirksame Verbindung entsteht.

Genug, wir wiederholen es, durch die Vereinigung dieser drei großen Agentien, Luft, Mineralwasser und Molken, stellt Reinerz einen Kurort dar, einzig in seiner Art, und von ganz vorzüglichem Werth für Nervenkranke, Lungenkranke, Abdominalkranke, und Verderbniß der Säfte.

Wildungen.

Dieser Brunnen verdient alles das Gute, was der unsterbliche Wichmann von ihm gesagt hat. Ich kann es aus Erfahrung bezeugen. Vorzüglich bei Krankheiten der Nieren und Urinwerkzeuge, Gries- und Steinanlage, Schleimsucht, Eiterung dieser Organe, Schwäche und mancherlei Beschwerden der Blase, gehindertem oder schmerzhaftem Abgang des Urins, ist es gewiß eines unserer trefflichsten Heilmittel. Auch in Nierenkrankheiten mit so erhöhter Reizbarkeit, daß die Kranken stärkere Stahlwasser nicht vertragen. Dasselbe gilt von langwierigen Lungenbeschwerden atonischer und schleimiger Art, selbst der anfangenden Schleimschwindsucht, wo es mit Milch vermischt zu empfehlen ist.

Meinberg.

Diese Heilquelle verdient die Vergessenheit nicht, in die sie ohne ihre Schuld durch ungünstige Umstände gerathen ist. Zwar die Lage zwischen zwei so glänzenden Schwestern, Driburg und Pyrmont, ist ihr nachtheilig, aber eben diese Lage zeugt für ihre Kraft. Sie ist offenbar mit jenen der Sprößling eines kraftvollen Stammes, nur in gemilderter Kraft.

Das Wasser ist kohlensauer, salinisch, eisenhaltig. Der Reichthum an kohlensaurem Gas ist außerordentlich, und man findet unaufhörlich über der Quelle eine Schicht von 4 bis 5 Fuß Höhe, die sich, wie ich mich selbst davon überzeugt habe, durch ein erstickendes Gefühl beim Einathmen und durch die Empfindung von brennender Hitze in der Haut äußert. Man fühlt letztere, an der Quelle stehend, an den Füßen, vorzüglich aber am Unterleibe, und sie kann, wenn man das Experiment einige Minuten fortsetzt, so heftig werden, daß man von einem heißen Ofen beschienen zu werden glaubt, und sich zurückziehen muß. Eine Wirkung, die mir höchst merkwürdig und als Effect des kohlensauren Gases weder von Chemikern und Aerzten hinlänglich geprüft und gewürdigt zu seyn scheint. Auf jeden Fall zeigt sie theils den außerordentlich starken Reiz, den dies Gas auch bei der äußern Application und bei unverletzter Epidermis auf den Organismus hervorbringt, theils einen eignen chemischen Zersetzungs- und Wärmeerzeugungsprozeß, der damit in Berührung mit der Haut vorgeht.

Das Wasser gehört freilich in Absicht der Stärke nicht zu der Klasse des Pyrmonter und Driburger. Aber eben dadurch kann es für solche Kranke, denen jene Wasser zu stark sind, oder bei denen Geneigtheit zu Blutcongestionen, große Reizbarkeit der Nerven oder kränkliche Lungen große Vorsicht nöthig machen, weit passender und heilsamer werden, wie jene; und ich würde es solchen Kranken um so mehr empfehlen, da auch der ländlich freundliche Charakter des Thals und die Abwesenheit der geräuschvollen Badewelt es für diese Klasse doppelt wohlthätig machen.

Besonders verdiente der Reichthum an kohlensaurem Gas mehr benutzt zu werden, und es würde diesem Brunnen einen auszeichnenden Vorzug geben, wenn ein pneumatisches Kabinet*) und Apparat

*) Ich verstehe unter pneumatischem Kabinet ein Zimmer, das mit kohlensaurem Gas angefüllt ist was sich sehr leicht über der Quelle anbringen, und durch Pumpen mit dieser Luft anfüllen ließe. Den Aufenthalt darin nenne ich ein pneumatisches Bad; er würde zu halben und ganzen Stunden, täglich mehrmals wiederholt, für mancherlei Kranke, insonderheit Lungensüchtige und Asthmatische, gewiß von großer und heilbringender Wirksamkeit seyn.

damit verbunden, und dadurch Gelegenheit zu pneumatischen Bädern, Douchen, Injektionen und andern örtlichen Applicationen gegeben würde, welche für Brustkranke, weißen Fluß, und andere Schleimflüsse, Unfruchtbarkeit, Hautkrankheiten, Geschwüre, Lähmungen, von den heilsamsten Wirkungen seyn würden *).

Auch Freyenwalde erlaube man mir, hier zu erwähnen. Gehört es gleich nicht zu den großen und vorzüglichen Heilquellen — denn es ist ein schwaches Stahlwasser — so hat es dennoch Heilkräfte, und zwar in der Gicht recht ausgezeichnete, wovon ich mich durch vielfache Erfahrungen überzeugt habe, wenn es lange genug als Bad fortgesetzt wird. Dazu kommt nun noch seine reizende bergigt-romantische, und in den Sandebenen der

*) Diese Vorschläge sind neuerdings sehr zweckmäßig ausgeführt worden. — Außer guten Vorrichtungen zu Schwefel-Mineralschlammbädern, welche schon seit längerer Zeit mit sehr günstigem Erfolge angewendet werden, sind neuerdings zur vielseitigeren Benutzung des kohlensauren Gases in Meinberg sehr sinnreiche Einrichtungen ins Leben gerufen worden. Meinberg besitzt gegenwärtig ein trocknes Dunst- oder Gasbad, eine trockne Gasdouche und eine Gasdampfdouche, ein Gasdampfbad, ein Sprudelbad mit und ohne Gasdouche und endlich ein pneumatisches Kabinet. (K. Piderit die kohlensauren Gasquellen zu Meinberg und deren medizinische Benutzung und Wirksamkeit. Lemgo 1836.)

Mark wirklich überraschende, Lage, und die große Nähe von Berlin, wodurch es den Bewohnern dieser Hauptstadt ein höchst wohlthätiger Heilungs- und Erfrischungsort wird.

Noch gehören zu dieser Reihe Bocklet, Alexandersbad in Franken, Imnau in Schwaben, Liebenstein, Lauchstädt in Thüringen, das Alexisbad am Harz, Schwelm in Westphalen. Sie sind von ähnlichen und erprobten Wirkungen. Doch habe ich zu wenig eigne Erfahrungen darüber, um mich in eine genauere Charakteristik derselben einzulassen. — Nur vom Alexisbad kann ich nicht unterlassen, die Bemerkung beizufügen, daß, seit Erscheinung der ersten Auflage, mich noch eigne Erfahrungen von der ausgezeichneten Wirksamkeit desselben, überall, wo es auf Stärkung der Nervenkraft und Hebung von Nervenkrankheiten ankam, überzeugt haben. Eine besondere Auszeichnung dieses Bades ist es, daß es sehr viel salzsaures Eisen (im Pfunde $1\frac{4}{5}$ Gr. schwefelsaures, $1\frac{3}{8}$ salzsaures, $\frac{1}{3}$ oxydirtes Eisen) enthält, und dadurch einen zwiefachen Vorzug bekommt, einmal, sich nicht im warmen Bade zu präcipitiren, und zweitens, besonders kräftig auf Skrofelkrankheit einzuwirken.

Karlsbad.

Diese alte ehrwürdige Quelle gehört, so gut wie Pyrmont und Driburg, wiewohl in einer ganz verschiedenen Art, zu den ersten Mineralwässern Teutschlands, und ist ein merkwürdiges Beispiel, daß das, was wahren innern Werth hat, über allen Wechsel der Zeit, der Mode, und der Theorie erhaben ist. Unangenehm von Geschmack, ohne jenen Reiz der unmittelbaren Belebung, den die geistigen kohlensauern Wasser haben, nicht viel versprechend nach chemischen Analysen, purgirend in seinen Wirkungen — mithin weder anziehend durch Sinnesreiz, noch durch bedeutende Bestandtheile, vielmehr in der letzten Zeit gänzlich widerstreitend der herrschenden Theorie, hat es dennoch unveränderlich seinen großen Ruf behauptet, aus dem ganz einfachen Grunde: — es heilete Krankheiten, die kein anderes Mittel heilen konnte, ja sogar der Theorie zum Trotz. — Und so wird es ewig bleiben: Opinionum commenta delet dies, naturae judicia confirmat.

Mit Verwunderung stehen wir an diesem Quell, und staunen die Gewölbe von Sprudelstein an, die er in Jahrtausenden erzeugt hat, und auf denen sogar ein großer Theil der Stadt ruht. Wir sehen ihn sieden, und kochendheiß aus der Erde sprudeln, schmecken nichts, als ein fades Laugenwasser, entdecken durch chemische Kunst nichts, als mineralisches Laugensalz und Glaubersalz, — die übrigen erdigten Bestandtheile sind so unbedeutend, und der Eisengehalt so gering, daß er chemisch kaum in Betracht kommt, — und erstaunen dann über die wundervollen Wirkungen, die wir um und neben uns davon wahrnehmen. Wir versuchen es, dies so einfach scheinende Wasser nachzumachen, indem wir alle chemisch darin entdeckten Bestandtheile in ihren genausten Verhältnissen verbinden. Und wie wenig entspricht der Erfolg unserer Erwartung! — Was bleibt uns nach allem diesen, wenn wir ehrlich seyn wollen, übrig, als das Geständniß, was dem Menschen so schwer auszusprechen wird: Wir wissen es nicht!*) — Fürwahr, wenn irgendwo, so zeigt sich hier das Mangelhafte unserer Erkenntniß in Beziehung der äußern Natur auf das Lebende, und die Nothwendigkeit entweder einer höhern Physik**),

*) Die Türken pflegen ans Ende ihrer rechtlichen Erkenntnisse die Worte zu setzen: Gott weiß es besser. — Wäre dieser Gebrauch nicht auch bei unsern physisch-medicinischen Deductionen und Constructionen zu empfehlen?

**) Das Bestreben der Naturphilosophie, uns diese höhere Physik zu verschaffen, ist daher gewiß höchst achtungswerth, und auf alle Weise zu befördern. — Daß es eine höhere Sphäre der Verbindung und des Aufeinanderwirkens der Körper gebe, als die gewöhnliche greifbare physisch-chemische, dies kann wohl für Niemanden zweifelhaft seyn, der oder des Festhaltens an reiner, rationell benutzter Erfahrung.

gewohnt ist, die Natur in den Regionen des Lebens zu beobachten, und folglich am wenigsten für den Arzt, der, als Naturforscher betrachtet, der einzige ist, dessen ganzes Geschäft nichts anders ist, als ein ewiges Experimentiren in der Sphäre des Lebens. — So ist es auch immer gewesen. Jeder denkende Arzt hat von jeher in seinem Geschäft das Daseyn einer solchen höhern Natur gefühlt und fühlen müssen. Daher von Hippokrates an bis jetzt die beständigen Andeutungen des Divinum, des Enormon, des Archaion, der Lebenskraft, genug des Unbekannten und doch Alles Wirkenden in der organischen Natur; daher das ewige Kämpfen mit der todten Chemie und ihren Systemen; daher der feine Mysticismus, der bei allen großen und tiefblickenden Aerzten durchschimmert; daher selbst die eigne Sprache, die sich die Aerzte für diese höhern Naturverhältnisse zu bilden genöthigt waren. — Mögen nur jene Bestrebungen sich hüten, nicht in phantastische Schwärmereien auszuarten! Möge sie immer der Genius der Wahrheit und der Natur leiten! Und möge man besonders bei Bildung der Jugend nicht damit anfangen, sondern dieselbe erst hinlänglich in dem sinnlich Erkennbaren unterrichten und befestigen, ehe man sie zu den höheren Ansichten aufsteigen läßt! Diese finden sich dann von selbst, wenn der Geist dazu da ist; und, ist der nicht vorhanden, so bleiben es doch nur auswendig gelernte Formeln, denen gerade die Hauptsache fehlt, das, was die Formeln macht — denn der Geist läßt sich nicht auswendig lernen. Daher das ächte, reine, empirische Wissen in meinen Augen einen unendlich höhern Werth hat, als ein solches Nachbeten spe-

So viel ist gewiß, daß ein Hauptagens dieses Wassers das Mineralalkali ist. Viele von seinen Wirkungen gehören offenbar der Kraft dieses Naturproduktes zu, welches an sich schon ein höchst wirksames, kräftig in den Organismus eingreifendes Mittel ist. Aber welcher auffallende Unterschied zeigt sich wieder in der viel flüchtigern belebendern Reizkraft, und in der Abwesenheit der schädlichen Eigenschaften, welche jenes Mittel sonst zu haben pfleget? Alle Alcalien haben nämlich die Qualität, bei fortgesetztem Gebrauche chemisch die Energie des Organismus und besonders die des ateriösen (irritablen) Systems herunter zu stimmen, dadurch Disposition zu Blutflüssen zu geben, ja selbst die innere Cohäsion und Plastik des Blutes zu schwächen, und einen scorbutischen Zustand hervorzubringen; auch schwächen sie gar sehr das Verdauungssystem. Das Karlsbader Wasser hingegen kann man Wochen und Monate lang fortsetzen, ohne diese Wirkungen zu bemerken. Ja es wirkt allgemein belebend, erhöht sichtbar Appetit, Verdauungskraft und allgemeines Wohlbefinden. — Es ist also kein Zweifel, daß das Natrum sich hier in einer Verbindung befinde, (wahrscheinlich die Verbindung mit dem fein aufgelösten Eisen, kohlensauern Gas, der innig beigemischten, unterirdischen Wärme und manchen uns noch unbekannten flüchtigen Stoffen), wodurch seine reizend-

culativer Formeln ohne Geist! gewiß die erbärmlichste Leerheit aller Leerheiten.

durchdringende Kraft erhöht, und seine schwächende Eigenschaft vermindert wird.

Was die allgemeinen Wirkungen des Karlsbader Wassers auf den Organismus betrifft, so lehrt uns die Erfahrung hierüber Folgendes. Es wirkt reizend auf Magen und Darmkanal und alle Secretionsorgane, besonders Nieren, Leber und die Eingeweide des Unterleibes, und vermehrt demnach alle Absonderungen, am merklichsten die des Darmkanals, bei etwas starkem Gebrauche bis zum Purgiren. Es reizt auch das Blutsystem, so, daß bei reizbaren Subjecten Wallungen, Blutcongestionen, besonders nach Kopf und Brust, die Folge sind. Vorzüglich aber scheint es die Thätigkeit des lymphatischen Systems zu erhöhen, wie sich aus den secundairen Wirkungen schließen läßt. Doch vermehrt es den Ton (die Spannkraft und Energie) des Organismus nicht, wie die Stahlwasser, sondern mit dem Nachlaß der Aufregung hört auch die erhöhte Thätigkeit auf, ja bei schwächlichen Subjecten folgt leicht eine Abspannung hinterdrein.

In Absicht der speciellen Wirkungen verdient zuerst, als das, was dieses Wasser vor allen andern auszeichnet und ihm einen so hohen Werth giebt, genannt zu werden: seine außerordentliche Kraft, Verstopfungen, Auftreibungen und anfangende Desorganisationen der Unterleibseingeweide, besonders der Leber, zu heilen. Ich muß bei den in neuerer Zeit über diesen Gegenstand entstandenen Verwirrungen der Begriffe einige erläuternde Worte vorausschicken. —

Wenn durch irgend eine Ursache die Fortbewegung der Säfte in einem Gefäße oder Organe erschwert wird, so entsteht örtliche Anhäufung, Auftreibung und Stockung (**Stagnatio**, der geringere Grad des Uebels), dauert die Ursache fort, so erfolgt völlige Hemmung der Fortbewegung, und damit verbundene Verdickung und Unbeweglichkeit der Materie, wirkliche Verstopfung (**Obstructio**). Hieraus entstehen nach und nach Anomalien der Reproduction, und, nach Verschiedenheit der Organe, mannichfaltige Desorganisationen. Sie äußern sich durch ungewöhnliche Vergrößerungen, Veränderungen der Substanz, entweder in zu große Dichtigkeit oder Mürbigkeit, Verhärtung, entweder des Ganzen oder einzelner Stellen, varicöse Gefäße, endlich durch Steatome, Balggeschwülste, Hydatiden, Osseszenzen u. s. w. Sie erzeugen sich am häufigsten in den Eingeweiden des Unterleibes, und unter diesen ist die Leber ihnen am meisten unterworfen. — Ihre Ursache ist am häufigsten geschwächte Thätigkeit der Gefäße, oder Unterdrückung derselben (durch mechanischen Druck, specifische Metastasen, z. E. gichtische, venerische, scrofulöse), oder auch ursprüngliche Ausartung der Reproductionskraft, z. B. durch vorhergegangene Entzündung, oder specifische Krankheitsstoffe, die dazu besonders geneigt sind, anomalische Productionen zu veranlassen, vorzüglich der gichtische, venerische, scrofulöse Stoff. Ihre Wirkungen sind nicht blos störend und verderblich für die Function des Theils, den sie unmittelbar betreffen, sondern auch, und oft noch mehr, für entfernte und für das Ganze, und zwar auf doppelte Art, einmal durch die Verbindungen des Consensus und Antagonismus, und dann durch die mechanischen Hemmungen des Blutumlaufs und die dadurch erzeugten Blutcongestionen in andern Theilen.

Dies gilt nun ganz vorzüglich von den Verstopfungen und organischen Fehlern des Unterleibs, welche außer der Störung der Verdauung und Nutrition, vermöge der großen Nervensympathie desselben mit dem Gehirne, allgemeine Verstimmung des Nervensystems, Krämpfe, Hypochondrie, ja selbst Geistesstörungen, Melancholie, so wie andere Krankheiten hervorbringen können. — Die Kur besteht überhaupt in einer angemessenen Beförderung der Thätigkeit der leidenden Organe, und, wenn unterdrückende Ursachen vorhanden sind, in Entfernung derselben; daher zuweilen eine specifische Kur, z. E. die antisiphilitische, antiarthritische rc. das beste Heilmittel der Verstopfungen wird. Aber die Erfahrung lehrt uns, daß nicht die allgemeinen Reizmittel nach dem Grade ihrer Reizkraft auch die besten Auflösungs- und Eröffnungsmittel sind, sondern daß manche an sich nicht so starke Reizmittel eine ungleich bestimmtere und eingreifendere Wirkung in dieser Hinsicht haben, und es läßt sich dies auf keine andere Weise, als durch ihre qualitative Kraft auf die Stoffe und die Reproductionskraft mancher Systeme, so wie auf die Materie der Stockung selbst, erklären. Daher der Begriff, und von Alters her die Unterscheidung dieser Mittel unter dem Namen Resolventia, eine Benennung, welche, ohne hier über ihre theoretische Richtigkeit zu streiten, gewiß für den practischen Gebrauch großen Werth hat, und, indem sie dazu dient, eine Klasse von Mitteln von bestimmter Wirksamkeit aus dem Chaos der allgemeinen Reizmittel herauszuheben, gewiß zum practischen Gebrauche beibehalten zu werden verdient. Zu dieser Klasse gehören nun alle Mittelsalze, besonders aber die Alkalien und im ausgezeichnetsten Grade das Karlsbader Wasser. Ueber alle Erwartung in der That sieht man oft die deutlich fühlbarsten Verhärtungen und Auftreibungen der Unterleibseingeweide unter seinem Gebrauche schmelzen und die daraus entstehenden Uebel verschwinden. Ich erinnere mich noch eines Kranken, der mit einem sehr aufgetriebenen, mit Verhärtungen angefüllten, Unterleibe nach Karlsbad kam, und dessen Leib schon nach 4 Wochen um die Hälfte an Umfang und Härte verloren hatte. — Aber, wie schon erinnert, am wirksamsten ist diese Kraft, wenn die Leber der Sitz solcher Fehler ist, und ich behaupte dreist, daß ich unter allen Mitteln, selbst das Quecksilber nicht ausgenommen, keines kenne, was dabei so viel leistet, als dieses. — Die hartnäckigsten Gelbsuchten und Cachexien, die keinem Mittel wichen, wurden dadurch oft noch bezwungen. Doch ist hierbei wohl zu bemerken, so lange wahre Verstopfungen der Eingeweide die Ursache sind. Ist ihr Grund blos Schwäche, oder dauern sie nach gehobenen Verstopfungen nur noch durch Schwäche fort, dann hilft es nicht, ja es kann sogar schaden, und nur stärkende Mittel bewirken alsdann die Kur.

Ich habe mehrere solche Fälle beobachtet, wo anfangs die Wirkung des Karlsbades gegen die Gelbsucht vortrefflich war, aber nur bis zu einem gewissen Punkte, und weiter konnte es der noch so lange fortgesetzte Gebrauch desselben nicht bringen. Ich ließ nun Pyrmonter Brunnen trinken, und dieser hob den Ueberrest der Gelbsucht sehr schnell.

Ich kann hierbei unmöglich unterlassen, auch der Infarcten zu erwähnen, obgleich dieses Wort so verschrieen ist, daß ich in Gefahr bin, dadurch manchen meiner Leser zu verscheuchen. Aber auch hier, ohne mich an Kämpf's oder eine andere Theorie davon zu kehren, halte ich mich rein an die Erfahrung; und das Factum, was nicht blos ich, sondern vor und nach Kämpf, viele der achtungswürdigsten Practiker beobachtet haben, ist: Es giebt einen pathologischen Zustand der Gedärme und der damit verbundenen Eingeweide, besonders des venosen Systems des Unterleibes, wo die in ihnen enthaltenen oder abgesonderten Materien eine solche Geneigtheit zur Verdickung haben, daß sie sich in Häute, unförmliche oder auch polypöse, röhrenartige und die Gestalt der ihnen zum Aufenthalte dienenden Gefäße und Organe annehmende Massen bilden, und in dieser Gestalt entweder durch Naturkraft oder künstliche Hülfe mit der Darmausleerung zum Vorschein kommen. Ihrer Natur nach sind sie theils von schleimiger, theils gallertartiger, theils gallichter, theils atrabilairer, und feculanter Materie. Sie bringen die mannichfaltigsten Uebel hervor, theils und zunächst im Unterleibe (Verdauungsfehler, harter, aufgetriebener Leib, bald Verstopfung, bald Diarrhoe rc.), theils in entferntern Theilen durch den Nervenconsensus, und im ganzen Organismus durch den großen Einfluß, den der Unterleib auf Sanguification und Reproduktion hat, und so können Nervenkrankheiten, Brustkrankheiten, Hautkrankheiten, allgemeine Cachexien die Folge seyn. Der Beweis ist ebenfalls der durch aufmerksame Practiker bestätigte Erfahrungssatz, daß alle diese Krankheiten zuweilen nach vergeblichem Gebrauche andrer Mittel nur dann erst sich verloren, wenn entweder durch Naturkrisen, oder durch Kunsthülfe ein Abgang dieser Massen, und zwar oft in unglaublicher Menge erfolgt war. — Hierbei ist nun der Gebrauch des Karlsbades von ausgezeichnetem Nutzen; und es sind mir Beispiele von den hartnäckigsten Nervenkrankheiten, selbst Epilepsien, von den langwierigsten Verdauungsbeschwerden, Atrophien rc. bekannt, die auf diese Weise geheilt wurden. Am wirksamsten ist es, wenn man dann das Mittel zu gleicher Zeit innerlich und in Klystiren anwendet.

Daß es bei Hämorrhoidalübeln ein Hauptmittel seyn müsse, läßt sich aus dem Gesagten schon erwarten, und die Erfahrung bestätigt es vollkommen. In allen den Fällen, wo ein Zustand von Verstopfung in der Leber, oder andern Eingeweiden des Unterleibes zum Grunde liegt, ist es von der entschiedensten Wirkung, nicht allein um alle Beschwerden derselben, als zu starke Blutergießungen, blinde, schmerzhafte Hämorrhoiden, Blutcongestionen ꝛc. zu heben, sondern selbst durch Aufhebung der Grundursachen die ganze Disposition dazu auszurotten. Nur da, wo reine Schwäche der Krankheit zum Grunde liegt, oder wo letztere nach gehobenen Verstopfuugen noch durch Lokalschwäche fortdauert, paßt es nicht, und da sind Pyrmonter und ähnliche Stahlwasser vorzuziehen.

Nervenkrankheiten, wenn sie reine Nervenaffectionen, und entweder Folge einer allgemeinen Schwäche, oder einer besondern Schwäche des Nervensystems, oder einer zu sehr erhöhten, oder verminderten, oder ungleich vertheilten Empfindlichkeit desselben sind, können in diesem Bade keine Hülfe finden, ja wohl unter gewissen Umständen dadurch verschlimmert werden. Aber solche Nervenkrankheiten, deren Grund in Fehlern des Unterleibes liegt, und wir wissen, wie groß diese Klasse ist, oder die einen metastatischen Stoff, besonders anomalische Gicht, ein ebenfalls äußerst häufiger Fall, zur Ursache haben, finden hier ausgezeichnete Hülfe und oft völlige Heilung. Ich rechne dahin nicht blos alle Arten von krampfhaften und convulsivischen Leiden, sondern auch Lähmungen, und ich weiß, daß selbst die traurigste von allen, die Lähmung der Augennerven, Amblyopie, Amaurosis, unter obigen Bedingungen dadurch Hülfe erhalten hat.

Insbesondere aber verdient die Klasse der Hypochondrien und Gemüthskrankheiten hier aufgeführt zu werden — Leiden, die nur im Grade verschieden sind. In beiden hat das fühlende und intellectuelle Organ eine Verstimmung erhalten, die es mehr oder weniger der Herrschaft des Vernunftprincips entzieht, und vielmehr jenes der Willkühr der Gefühle, Launen, oder einer herrschenden Idee unterwirft, wobei der Unterschied nur darin besteht, daß in geringern Graden ein Ueberrest vernünftiger Freiheit bleibt, in höhern aber derselbe gänzlich verloren geht (vollkommener Wahnsinn). — Die Ursache kann, wie bei allen Nervenkrankheiten, entweder blos Schwäche, oder aber eine Localaffection seyn, und diese liegt am häufigsten im Unterleibe. Es ist völlig gewiß, daß das so wichtige Nervensystem des Unterleibes in einem so innigen Zusammenhange mit dem Sensorium steht, daß Affectionen desselben eben so leicht Störungen in diesem erzeugen können, als es unmittelbar darauf wirkende Ursachen thun. Die tägliche Erfahrung des Einflusses des vollen Magens auf die Seelenthätigkeit, die augenblickliche Verstimmung des Gemüthes durch Ueberladung mit schweren und blähenden Speisen, würde uns schon diesen Einfluß hinlänglich beweisen, wenn sich nicht bei den meisten Arten des Wahnsinns ganz deutlich eine mit der Gemüthskrankheit in Verbindung stehende und mit ihr zu= und abnehmende Unempfindlichkeit und Unthätigkeit des Verdauungssystems zeigte, wovon die Folge ist, daß die Kranken immer verstopft sind, und die stärksten Reizmittel des Darmkanals, Brech= und Purgirmittel, gar keinen oder nur sehr geringen Effect thun. Genug, diese Verstimmung oder Gefühllosigkeit des Abdominal=Nervensystems, und das dadurch aufgehobene Gleichgewicht in der Nerventhätigkeit des Ganzen, ist zuverlässig ein Hauptmoment in der Pathogenie der Hypochondrie und des Wahnsinnes, und ihre Aufhebung und die dadurch zu bewirkende Wiederherstellung des Gleichgewichts wird ewig ein Hauptgegenstand der Kur dieser Krankheiten bleiben. Von den ältesten Zeiten her hat sich die Wirkung der auflösenden, Brechen und Purgiren erregenden, Mittel in diesen Krankheiten heilbringend gezeigt, vom Helleborus des Hippokrates an durch alle Zeiten und Systeme hindurch, bis auf den antimonialisirten, auflöslichen Weinstein Muzels. Man wurde immer, trotz des Widerspruchs der Theorien, durch die Natur genöthigt, auf diese Mittel zurückzukommen, und eben durch diese Erfahrungen, nicht umgekehrt, entstanden erst die Theorien von atra bilis, materiellen Verstopfungen, Infarcten, als Ursachen der Krankheit. Auch meine Erfahrungen bestätigen dies vollkommen, und ich glaube darüber eine Stimme zu haben, da nicht blos meine Privatpraxis, sondern in den letzten 14 Jahren die Oberaufsicht über das mit der Charité verbundene große Irrenhaus, in welchem sich immer an 200 Wahnsinnige befinden, mir die reichste Gelegenheit gegeben hat, Beobachtungen im Großen hierüber anzustellen, und ich kann versichern, daß, unter allen innerlichen Mitteln, die obige Muzelsche Mischung vom **Tartarus solubilis** und **emeticus**, die alkalischen Mittel, die auflösenden Extracte, der Helleborus, die Gratiola, genug die Mittel dieser Klasse, diejenigen gewesen sind, wodurch diese Krankheiten verhältnißmäßig am häufigsten und am entscheidendsten geheilt worden sind. — Dies vorausgesetzt, wird es nicht schwer seyn, zu begreifen, wie auch Karlsbad, was sich unmittelbar an diese Klasse anschließt, hierbei ein großes Mittel seyn könne und müsse. Ich könnte dies mit mehrern Beispielen aus meiner Erfahrung beweisen, nicht blos von langwierigen hypochondrischen Beschwerden, sondern von schon wirklichen Gemüthskrankheiten, die dadurch geheilt wurden. Nie werde ich eines ausgezeichneten Mannes von viel Geist und Bildung vergessen, der von Natur schon mit einem melancholisch-cholerischen Temperamente und atrabilaicer Anlage begabt (von gelblicher Farbe, schwarzen Haaren, trockner Faser, zu Verstopfungen geneigt), nachher durch mancherlei Unglücksfälle in tiefe Hypochondrie verfallen war, die zuletzt in völlige Melancholie überging, so, daß er nur die Einsamkeit liebte, den Anblick der Menschen floh, und öfters ganz ungereimte Dinge beging. Nach vergeblichem Gebrauche einer Menge Mittel schickte ich ihn ins Karlsbad. Schon nach dreiwöchentlichem Gebrauche war es so weit, daß er mit Heiterkeit lebte und gern in Gesellschaft ging, und nach sechswöchentlichem Gebrauche war er der vergnügteste Mensch und angenehmste Gesellschafter geworden. Er setzte den Gebrauch 8 Wochen ununterbrochen fort, wiederholte ihn das folgende Jahr, und ist seitdem völlig frei von jenen Anfällen geblieben. — Geschäftsmänner, die durch anhaltendes Sitzen und Arbeiten sich die Hypochondrie zugezogen haben, Unglückliche, bei denen anhaltender, tief gefühlter und unterdrückter Kummer diese traurige Folge hervorgebracht hat, die sind es hauptsächlich, welche hier Hülfe finden. Keines unter allen Bädern wird ihnen das leisten, was Karlsbad thut.

Diesem zunächst muß ich die Steinbeschwerden (Lithiasis) nennen. Dieses qualvolle Uebel theilt sich bekanntlich, in Absicht seiner Entstehung, in zwei Arten: die zufällige, wo ein', in die Urinwege gebrachter oder in ihnen gebildeter fester Körper, der eine Krystallisation veranlaßt und ihr zum Kern dient, die Steinerzeugung verursacht, und die constitutionelle, wo eine angeborene, oft angeerbte oder erst in der Folge aquirirte, fehlerhafte Beschaffenheit in der Organisation und Secretion der Nieren dem Urine die Eigenschaft mittheilt, schon während seines Aufenthalts in den Nieren und der Blase, feste Materien abzusetzen. — Und hier ist der Fall doppelt, entweder die Materie bildet sich blos in der Form von Sand und Gries, oder sie bindet sich in wirkliche steinigte Massen (**Pithiasis sabulosa et calculosa**). — Dies letzte ist also eine eigenthümliche Krankheit des Organismus selbst, und man kann sie Steinsucht nennen. Sie begleitet gewöhnlich den Kranken durchs ganze Leben; doch bemerken wir, daß die Lebensperioden, so wie Veränderungen der Lebensart, Krankheiten einen merkwürdigen Einfluß auf ihre Verminderung oder Unterbrechung haben können, und besonders ist der Einfluß des Metaschematismus (Formwechselung) hier äußerst auffallend. Es kann nämlich durch Ausbildung einer andern Krankheitsform dieser anomalischen Thätigkeit der Nieren eine andere Richtung gegeben, und sie, wenigstens temporell, abgeleitet und aufgehoben werden. Unter diesen Krankheiten, die mit der Steinsucht alterniren, zeichnen sich vorzüglich die Gicht und die Hämorrhoiden aus, und wir sehen oft, daß, wenn der Kranke von Zeit zu Zeit fließende Hämorrhoiden oder Gichtanfälle bekommt, jener anomalische Trieb der Steinerzeugung ruht, und er frei von Steinbeschwerden ist. — In Absicht der Heilung macht nun auch die obige Eintheilung einen wesentlichen Unterschied. Ist es blos accidentelle Steinerzeugung, so ist die einzige Indication die, den Stein fortzuschaffen, wodurch in diesem Falle Radicalkur bewirkt wird. Dies kann nun entweder durch die Operation geschehen, aber nur wenn der Stein in der Blase und zur Operation geschickt ist, oder durch Mittel, welche die Kraft besitzen, die Steinmaterie aufzulösen und fortzutreiben (Lithontriptica). Im zweiten Falle, bei der constitutionellen Steinsucht, ist es aber nicht genug, den vorhandenen Stein wegzuschaffen, sondern es tritt noch eine zweite Indication ein, die Aufhebung jener pathologischen Thätigkeit der Steinerzeugung. — Daß es steinauflösende Mittel gebe, ist durch Erfahrung entschieden. Es giebt Stoffe, welche die Steinmaterie chemisch zu zersetzen, und entweder ganz aufzulösen, oder wenigstens in Sand zu verwandeln vermögen, und zwar nicht blos außer dem Körper, sondern die auch diese Kraft innerhalb des lebenden Organismus beibehalten*). Andere scheinen blos durch eine reizende Einwirkung auf die Nieren und ihre Absonderung eine Umänderung ihres Products hervorzubringen, und zugleich durch Vermehrung der Thätigkeit dieser Organe die Ausleerung der krankhaften Stoffe zu bewirken. — Unter den Mitteln, die beide Wirkungsarten zu vereinigen scheinen, und bis jetzt das Meiste in dieser Absicht geleistet haben, zeichnen sich vor allen die alcalischen Stoffe aus; die Seife, das Kalkwasser, das vegetabilische, mehr noch das mineralische, Alcali, das caustische Alcali, und die Verbindung des Alcali mit kohlensauerm Gas, welches an sich schon ein treffliches diuretisches und lithontriptisches Mittel ist (die Aqua mephitico-alcalina). — Aber mehr als alle diese Mittel leistet das Karlsbader Wasser, welches gewiß als die kräftigste Aqua mephitico-alcalina zu betrachten ist. Ich könnte mehrere Beispiele anführen, wo nicht blos die vorhandenen Steine dadurch fortgetrieben, sondern auch durch Umänderung die Nierenproductivität, wenigstens auf lange Zeit, und, nach mehrmals wiederholtem Gebrauche, ganz aufgehoben wurde. Einigemal sahe ich, daß dadurch wenigstens die Steinerzeugung in Sanderzeugung verwandelt wurde, welches immer eine große Verbesserung des Zustandes ist, da der Sand ohne große Beschwerden aus-

*) Das Nähere hierüber findet man in den merkwürdigen, im IX. B. 4. St. des Journals der pract. Heilk. mitgetheilten Versuchen.

geleert werden kann. — Genug, das Resultat aller meiner Erfahrungen ist: Das Karlsbader Wasser ist das kräftigste steinauflösende und steinabtreibende Mittel, das ich bis jetzt kenne. — Nur hüte man sich, es nicht da, wo schon schleichendes Fieber und colliquative Anlagen vorhanden sind, anzuwenden, weil es diese vermehrt und den Tod beschleunigt.

Die Gicht verdient ferner unsere Aufmerksamkeit als Gegenstand seiner heilenden Kraft. Auch diese Krankheit, die ebenfalls einige Zeit fälschlich für bloße Asthenie gehalten wurde, findet oft, wenn sie lange genug vergebens durch blos stärkende Mittel bekämpft worden war, in dem roh angewendeten Mineralalcali, in Kalkwasser und ähnlichen Mitteln, ihre beste Hülfe — der sicherste Beweis, daß ihr wahrer Charakter nicht quantitativ, sondern qualitativ ist. — Weit mehr aber thut das Karlsbader Wasser, in welchem dieser Stoff einen weit höhern Grad von Durchdringlichkeit und Flüchtigkeit erhält. Dazu kommt noch, daß die wahre Gicht immer mit Verdauungsfehlern verbunden ist, ein neuer Grund, es dabei anzuwenden, und zugleich eine genauere Bestimmung seines Gebrauchs. Je mehr nämlich die Gicht mit Abdominalleiden verknüpft ist, desto passender ist es. Nicht allein also bei gewöhnlichen Gichtbeschwerden, sondern bei den eingewurzeltsten und hartnäckigsten, leistet es die vortrefflichsten Dienste. Doch wird es immer heilsam seyn, nachher den Gebrauch eines stärkenden, eisenhaltigen Mineralwassers und stärkende Bäder anzuwenden, um die Wiederkehr des Uebels desto sicherer zu verhüten.

Ich zweifle nicht, daß diese Quelle noch in vielen andern Krankheiten treffliche Dienste leistet; aber ich habe nur die Fälle aufheben wollen, wo sich ihre eigenthümliche Kraft charakteristisch darstellt, und von denen ich selbst entscheidende Erfahrungsbeweise habe*).

Was den Gebrauch selbst betrifft, so verdient die Bestimmung der Quantität, die Art der Anwendung, die Benutzung der verschiedenen Quellen, noch unsere Betrachtung. — Die Quantität richtet sich nach den Graden der Krankheit, der Constitution des Kranken, und besonders seiner Verdauungskraft. Auf letztere muß besonders wohl gesehen werden, da ein fortgesetzter Gebrauch dieselbe, wenn sie schwach ist, leicht angreift. Daher ist auch der Mitgebrauch eines stärkenden Visceralelixirs sehr zu empfehlen. Sechs Becher möchten wohl die schwächste, sechszehn die stärkste Dosis seyn. — Wesentlich nöthig ist es bei diesem Wasser, daß es den Leib täglich einigemal öffnet, welches entweder durch Verstärkung der Dosis, oder, wenn dies der Magen nicht erlaubt, durch einen Zusatz vom Karlsbader Salz, oder den Abendgebrauch der von mir in der Einleitung angegebenen eröffnenden Pillen bewirkt wird. — Von den Quellen zu Karlsbad sind die stärkesten und heißesten der Sprudel und die Hy-

*) **Bechers Beschreibung enthält die Wirkungen vollständig.**

giäensquelle; hierauf folgen im Grade der Bernhardsbrunnen, Mühlbrunnen, Neubrunnen, Theresienbrunnen und Schloßbrunnen. Letzterer ist der schwächste. Die meiste Kraft kann man unstreitig nur vom Sprudel erwarten, und in allen Fällen, wo wir eine kräftige Einwirkung verlangen, verdient er also am meisten benutzt zu werden. Auch bemerkt man deutlich, daß der Sprudel mehr erhitzt und auf das Blutsystem und die Ausdünstung wirkt, da hingegen die andern Quellen weniger allgemein reizend, aber mehr purgirend wirken. Ist daher die Constitution des Kranken sehr reizbar, so thut man wohl, den Sprudel mit einer der schwächern Quellen zu temperiren, so, daß der Kranke abwechselnd ein Glas von diesem und von jenem trinkt.

Sehr heilsam ist es, auch gegen Abend ein Paar Becher voll zu trinken, oder, was mehr noch im Gebrauche ist, eine Sprudelsuppe zu genießen.

Das Baden wird weniger benutzt, als das Trinken, welches sehr natürlich ist, da die meisten angeführten Wirkungen weit mehr durchs Trinken, als durch Baden zu erhalten sind. Auch habe ich die Bemerkung gemacht, daß die Karlsbader Bäder sehr angreifend sind, und von reizbaren schwächlichen Personen gar nicht vertragen werden, welches theils in dem zu hohen Wärmegrad, theils in dem zu starken Antheile des Alcali seinen Grund haben mag. Nur bei sehr eingewurzelten Uebeln, oder Localleiden der Haut und der Glieder, mag ihr Mitgebrauch verbunden werden, doch nicht täglich, und gehörig abgekühlt.

An den Gebrauch der Wasserbäder schließt sich die neuerdings empfohlene Benutzung der Thermaldämpfe in Form von Thermaldampfbädern.

Zum Schluß noch eine Regel und eine Warnung! — Wer hektisches Fieber, anfangende Lungensucht, oder Wassersucht hat, der meide Karlsbad — denn er wird dadurch seinen Tod beschleunigen.

In zweifelhaften Fällen kann man mit Gewißheit annehmen: je mehr ein Mensch zur Hartleibigkeit und Leibesverstopfung geneigt ist, desto besser wird ihm das Karlsbad bekommen.

Vor einigen Jahren durchbrach der Sprudel an mehrern Orten sein Gewölbe, und es entstand dadurch der Glaube, er habe an Kraft verloren. Aber durch gehörig getroffene Maaßregeln ist Alles wieder in Ordnung gebracht, und der Sprudel ist wieder derselbe, der er immer war.

Töplitz.

Auch dieser Quell gehört zu den Heroen des medicinischen Streitheers. — Hier haben noch Kranke ihr Heil gefunden, die schon ein halbes Leben vergebens nach Hülfe geschmachtet hatten, und an denen alle Mittel der Kunst erschöpft worden waren; und wenn es von irgend einem Bade gilt: „die Lahmen gehen, die Tauben hören, die Blinden werden sehend," so gilt es von diesem, denn gerade bei solchen in die Augen fallenden Uebeln und Deformitäten thut dasselbe die größten Wunder.

Die chemische Untersuchung zeigt uns eine alcalische Eisenauflösung, mit einem hohen Grade unterirdischer Hitze innigst verbunden. Dies schon würde genug seyn, um ihm eine ausgezeichnete Wirksamkeit auf den Organismus zuzuschreiben, weil eben die alcalischen Eisenauflösungen selten und von ganz eigenthümlicher Kraft sind, und jedes der beiden Mittel für sich schon ein so stark in den Organismus, vorzüglich aber das Nervensystem, einwirkendes Agens ist. Aber schon die aus dem heißen Mineralwasser sich entwickelnden Thermaldämpfe verrathen gasartige, flüchtige Bestandtheile, und wie viele andere mögen noch da seyn, welche die Chemie noch nicht entdeckt hat, und auch nicht entdecken kann, da sie nicht in das Gebiet der chemischen Sinnlichkeit (Reagens) gehören.

Schon aus diesen Bestandtheilen erhellt, daß sich hier das Eisen in einer Form befindet, wodurch sein stärkender, strenger, zusammenziehender Charakter gemildert, und mit mehr Auflöslichkeit gemischt wird, und wo wiederum das Alcali in einer Verbindung, wodurch seine schwächende, schmelzende und zersetzende Kraft verbessert wird. — Und dies ist's auch, was die Erfahrung lehrt, und was diesem Bade seinen großen Werth und zugleich seine Charakteristik giebt: die Verbindung der durchdringendsten, flüchtigsten Kraft mit Fortdauer der stärkenden Wirkung, der eröffnendsten, auflösendsten, schmelzendsten Eigenschaften mit stärkender, belebender Kraft*). — Daher kann es bei Verstopfungen und Verhärtungen mit dem herrlichsten Nutzen angewendet werden, wo die gewöhnlichen Eisenwasser Verhärtung bewirken oder vermehren würden. Daher kann es bei materiellen, gichtischen, scrofulösen und andern Anhäufungen und Stockungen atonischer Art helfen, wo die gewöhnlichen Eisenwasser die krankhafte Materie noch mehr fest machen, die blos auflösenden Laugen- und Schwefelwasser hingegen die Schwäche zu sehr vermehren würden.

*) Wer bei solchen Mitteln nicht die materiellen Fehler des Organismus anerkennt, und sie von den dynamischen unterscheiden kann, der wird ihre Wirkung nie begreifen und auch nie passend benutzen.

Den ersten Platz verdient seine Anwendbarkeit in der Gicht. — In allen Formen und Modificationen der chronischen Gicht ist es anwendbar, doch am ausgezeichnetsten wirkt es in denen Fällen, wo die Gicht schon in hartnäckige Gelenkgeschwülste, Gichtknoten und Contracturen übergegangen ist, und gewöhnliche Mittel nichts mehr helfen wollen; auch bei Nervengicht, oder wenn die Gicht mit einem bedeutenden Grade von Schwäche verbunden ist, wo die blos alcalischen oder schwefelichten Wasser die Schwäche zu sehr vermehren; und endlich, wenn die Gicht Metastasen auf innere Theile, Brust, Unterleib, Kopf, gemacht hat. — Sind Störungen der Verdauung und Anhäufungen im Unterleibe damit verbunden, so ist nichts besser, als erst einige Wochen lang das Karlsbad trinken, und dann in Töplitz baden und Egerwasser dabei trinken zu lassen.

Auch in Lähmungen ist seine Kraft groß, sie mögen äußerlich oder innerlich, Folge des Schlagflusses, oder örtlich entstanden seyn, vorzüglich aber da, wo die Entstehung gemischt, d. h. nicht reine Schwäche, sondern mit Metastase eines Krankheitsstoffes verbunden, oder rein metastatisch ist, z. E. arthritische, scrofulöse, psorische, venerische (nämlich secundäre) Lähmungen, Lähmungen von metallischen Vergiftungen. In solchen Fällen hat dieses Bad das Vorzügliche, daß es nicht blos die Organisation von dem Krankheitsstoffe reinigt, sondern auch zugleich stärkt. — Nicht nur von Lähmungen der äußern Bewegungsorgane, sondern auch der Sinneswerkzeuge, z. E. Taubheiten, sind mir herrliche Beweise seiner Wirksamkeit vorgekommen. — Nur sind zwei Regeln hierbei wichtig: einmal, daß, wenn die Lähmung Folge einer Apoplexie war, man Vorsicht bei dem Gebrauche des Bades anwende, damit nicht durch zu starke Erhitzung und Blutcongestion nach dem Kopfe, ein Recidiv derselben erregt werde; und dann, daß man, bei beträchtlichen oder sehr eingewurzelten Lähmungen, sich nicht mit dem gewöhnlichen Badetermine von 4 Wochen begnüge, und glaube, was in der Zeit nicht besser werde, sey unheilbar, da oft diese Zeit eben erst nöthig ist, um nur das Organ für die Besserung empfänglich zu machen. In solchen Fällen muß man 6—8 Wochen lang anhaltend, ja täglich zweimal baden, dann etwa 14 Tage ausruhen, und nun von neuem anfangen. Es versteht sich, daß die Douche zugleich mit zu Hülfe genommen werden muß.

Bei krampfhaften und convulsivischen Nervenkrankheiten ist es nicht weniger wohlthätig, aber ebenfalls in denen Fällen vorzüglich, wo nicht reine Schwäche, — als wobei Pyrmont und ähnliche kohlensaure Stahlwasser wirksamer sind, — sondern ein gemischter, metastatischer Zustand zum Grunde liegt. Sowohl hierbei, als bei Paralysen der Art, bemerkt man oft, daß es einen Hautausschlag, Abscesse u. dergl. materielle Metastasen nach außen hervorbringt, und dadurch die innere immaterielle oder Nervenmetastase gehoben wird. Ich kann hier besonders das krampfhafte Asthma und die Krampfkolik, zwei bekanntlich sehr schwer zu heilende Uebel, nennen, welche hier zuweilen besser als sonst irgendwo Hülfe finden.

Höchst schätzbar und als auszeichnend bemerkenswerth ist die Kraft dieses Bades zur Auflösung äußerlicher Verhärtungen, von denen ich hier nur anfangende Knoten in der Brust und Testikelverhärtungen erwähnen will, von denen mir mehrere Beispiele der glücklichsten Heilung durch diese Bäder bekannt sind.

Aber seine wohlthätigste und auszeichnendste Wirkung ist die Heilung der Folgen schwerer Verwundungen, und daher ist dieser Quell der Hauptzufluchtsort ehrwürdiger Veteranen und Krieger, die ihre Gesundheit dem Dienste zum Opfer brachten. Nicht allein gegen örtliche Schwächen, Contracturen, Steifigkeiten und Lähmungen, als Folgen der Verwundung, kenne ich kein Bad, was so ausgezeichnete Wirkungen thut, sondern auch gegen das häufige und lästige Uebel, was man den Wundencalender, eigentlich sollte es Barometer heißen, nennt, und was in der schmerzhaften Empfindlichkeit der vernarbten Stelle bei Witterungsveränderung besteht.

Bei allen chronischen Hautkrankheiten, beim weißen Fluß, und allen atonischen Krankheiten des Uterus, vorzüglich der Unfruchtbarkeit aus Schwäche oder mangelnde Reizbarkeit, ist der Nutzen dieses Bades entschieden.

Ich muß hier noch etwas über die Temperatur dieser Bäder sagen. Sie ist sehr heiß, und man hat oft darüber geklagt, daß man hier zu heiß bade. Da sie aber gewiß am kräftigsten sind, wenn sie un=

mittelbar, so wie sie aus der Erde quellen, gebraucht werden, und dabei der höhere Wärmegrad die Wirksamkeit gar sehr erhöht, so bedient man sich ihrer am liebsten gleich in den Bassins, in welche sich die Quellen unmittelbar ergießen, und gewiß ist das allen hartnäckigen und eingewurzelten Uebeln die rechte Art des Gebrauchs. Auch gewöhnt man sich bald an den hohen Grad der Wärme, der anfangs auffallend war. Nur bei leichtern Uebeln, oder bei sehr schwächlichen Personen, welche die Hitze nicht aushalten können, kann und muß man eine Ausnahme machen, und das Wasser mit verminderter Temperatur in Wannenbädern brauchen, wobei ich jedoch die Gewohnheit, das heiße Quellwasser so lange in der Wanne stehen zu lassen, bis es sich durch Verdunstung abgekühlt hat, wozu aber oft 24 Stunden gehören, nicht billigen kann, weil dadurch zu viel von der flüchtigen Kraft verloren geht, sondern vielmehr vorschlage, das Bad aus unmittelbar geschöpftem Mineralquellwasser zu bereiten, und es kurz vor dem Einsteigen mit einer Portion von dem nämlichen, aber durch langes Stehen völlig abgekühlten Quellwasser zu vermischen.

Ein großer Vorzug dieses Bades ist, daß es selbst bei verdächtigen Lungen und hektischer Anlage, wo andere Mineralwasser schaden würden, gebraucht werden kann, nur mit der Vorsicht einer nicht zu heißen Temperatur.

Ueberhaupt sey man vorsichtig bei vollblütigen und zu Blutcongestionen nach edlern Theilen geneigten Subjecten. Hier lasse man das Bad kühl nehmen, und wende auch vorher kühlende, ableitende Mittel, z. E. Seidlitzer Bitterwasser, ja, wenn es nöthig ist, ein Aderlaß an. Selbst während des Gebrauches müssen zuweilen diese kühlende Mittel von Zeit zu Zeit fortgesetzt werden. In solchen Fällen ist auch der noch von alten Zeiten her übliche Gebrauch des von Zeit zu Zeit wiederholten Schröpfens recht sehr zu empfehlen.

Auch das nahe dabei quellende Biliner Wasser, und, wenn man stärker eingreifen will, das Egersche, oder ein anderes inneres Mittel, kann dabei mit Nutzen gebraucht werden.

Mit sehr günstigem Erfolg ist neuerdings auch ein sehr kräftiger Mineralschlamm bei Töplitz, welcher hinsichtlich seiner Bestandtheile und Wirkungen dem Mineralschlamm von Marienbad sehr ähnlich ist, in Verbindung mit Wasserbädern bei veralteten gichtischen Lokalleiden, Anchylosen und Contrakturen, — chemischen Hautausschlägen, — Stockungen, Geschwülsten und anfangenden Verhärtungen und endlich syphilitischen Knochenauftreibungen angewendet worden.

Marienbad.

Einen schätzbaren Zuwachs hat unsere Brunnenkunde seit der ersten Ausgabe dieses Buchs an dem Marienbad in Böhmen erhalten, welches mehrere Quellen von ganz verschiedener Beschaffenheit sowohl alcalisch-salinische, als eisenhaltige, in sich schließt. — Am meisten interessirt uns aber hier der Kreuzbrunnen daselbst, und dieser ist es auch, der in den letzten zwei Jahren sich schnell einen außerordentlichen Ruf erworben hat, und auch auswärts sehr häufig getrunken worden ist, da er den Vorzug hat, sehr gut verfahren werden zu können. Es ist unstreitig, wie mich eigene Erfahrungen überzeugt haben, ein höchst schätzbares, höchst wirksames Wasser, kräftig auflösend, ausleerend, Secretionen und Excretionen befördernd, in allen den Fällen anzuwenden, wo man das Karlsbad anwendet, nur mit Ausnahme des wichtigen Antheils der unterirdischen Hitze, der diesem fehlt. Man könnte es daher ein kaltes Karlsbad nennen, und es wird zwar durch den Mangel jener durchdringenden Wärme für manche Krankheit weniger durchdringend, dagegen aber auch eben deswegen für manche Kranke brauchbar seyn, die man nicht mit

Sicherheit wagen darf, nach Karlsbad zu schicken, z. B. die an Congestionen des Bluts nach Kopf und Brust leiden, die zum Schlagfluß, Bluthusten, Lungensucht geneigt sind. Mehr darüber wird man in Herrn Nehrs und des verdienten Herrn Brunnenarztes Heidler Schriften finden, welchem letzteren auch die ganz vortrefflich eingerichteten Gas- und Mineralschlammbäder zu danken sind, die schon bei Lähmungen und andern eingewurzelten Uebeln die herrlichsten Dienste geleistet haben.

Man hat neulich häufig den Kreuzbrunnen auf Kosten des trefflichen Eger- oder Franzensbrunnens lobpreisen gehört, der doch schon seit Jahrhunderten seine Heilkräfte so tausendfach bewährt hat.

Aber warum eins auf Kosten des andern loben? — Beide Quellen sind herrliche Gaben Gottes, und wir können der Vorsehung danken, daß wir beide haben; denn jede hat ihre eigenthümlichen Heilkräfte, und Mancher wird im Egerbrunnen das finden, was er im Kreuzbrunnen vergebens suchte, und umgekehrt.

Sollen wir sagen, was uns Analyse und Erfahrung darüber gelehrt hat, so ist es Folgendes: Der Kreuzbrunnen ist ein kräftig auflösendes, alle Secretionen, und besonders die des Darmkanals, beförderndes Wasser: der Egerbrunnen ebenfalls, besitzt aber zugleich (wegen mehrerem Eisengehalt) mehr tonische, das heißt, die Energie und

Spannkraft der Fasern vermehrende Kräfte. Der Kreuzbrunnen ist also mehr da passend, wo es blos darauf ankommt, aufzulösen, zu kühlen, zu reinigen. Der Egerbrunnen mehr da, wo wir zugleich die Schwächung verhindern, vielmehr erwärmen und den geschwächten Eingeweiden zugleich mit der Reinigung auch Kraft und Ton geben wollen. Besonders wird er also auch in dem Falle immer vorzüglich bleiben, wo ihn schon Selle und auch ich empfohlen haben, wenn sitzende Gelehrte und Geschäftsmänner eine Brunnenkur zu Hause brauchen wollen, um ihren Unterleib zu befreien, und zugleich das geschwächte Nerven- und Gefäßsystem zu stärken. Auch habe ich eben deswegen gefunden, daß der Kreuzbrunnen bei schwachem Magen leicht Druck und Beschwerden erzeugt, und weniger leicht abgeht (nach der Brunnensprache passirt), welches hingegen der Egerbrunnen nicht thut, und leichter verarbeitet wird.

Wiesbaden.

Ein gewaltiges Heilmittel! Schon vor fast zweitausend Jahren den Römern bekannt und von ihnen verehrt; schon Plinius spricht davon *), und Tafeln, die man noch ausgräbt, bezeugen den Dank, welchen römische Hauptleute den Göttern für die Heilkraft dieses Quells dargebracht haben **). Noch jetzt vergeht kein Jahr, wo nicht eine Menge Kranke ihm allein die Heilung von eingewurzelten, bisher unheilbaren Uebeln verdanken, und es wird wenig Bäder geben, die sich unausgesetzt einer solchen Frequenz von Badegästen zu erfreuen hätten.

*) Sunt et Mattiaci in Germania fontes calidi, quorum Haustus triduo fervet. Hist. Nat. Lib. 31. C. 2.

**) Eine derselben lautet so:

In Honorem Dior. Dearumque
Apollini Tautiorigi
Lucius Marinius Marinianus
Centurio Legionis Septimae
Geminae Piae Fidelis
Ex. A. F. F.
D. D. D. Fortunae
Voti compos.

Dies Bad schließt sich zwar als heißes muriatisch-alkalisches Wasser zunächst an Töplitz an, und kann in allen dort erwähnten Krankheiten gebraucht werden; es unterscheidet sich aber schon durch den ausnehmend starken Kochsalzgehalt, und hat dadurch gewiß auch manches Ausgezeichnete und Eigenthümliche, und ich will hier nur, meinem Plan getreu, von denen Krankheiten reden, in welchen ich seine Kraft aus eigner Erfahrung kennen gelernt habe, und in welchen es eine eigenthümliche Wirksamkeit zu haben scheint. Sie sind: die Gicht in allen ihren und den hartnäckigsten Formen, Contracturen, Anchylosen, Steifigkeiten, Kopfgicht, Halsgicht. Ferner alte, fistulose, aller Heilung widerstehende Geschwüre. Ich habe gesehen, daß ein Lendenabsceß, der schon Jahre gedauert hatte, dessen Grund nicht zu entdecken war, der wahrscheinlich mit den Knochen zusammenhing, durch dieses Bad allein, vollkommen und radical geheilt wurde. Endlich nenne ich hier noch Infarcten und Scirrhositäten der Gebärmutter, ja, selbst anfangenden Mutterkrebs, wovon ich auch Beispiele vollkommener Heilung durch den Gebrauch dieses Bades gesehen habe.

Ems.

Ein sehr ausgezeichnetes, aus einem vulkanischen Boden, in einer himmlischen Gegend, warm hervorquellendes, und, wie mir scheint, noch lange nicht genug erkanntes und gewürdigtes Wasser. Sinnlich und chemisch genommen, zeichnet es sich durch seinen Gehalt an Mineralalkali und durch den Reichthum an Kohlensäure aus*); an Eisen enthält es nach der Analyse von Kastner und Struve nur eine höchst geringe Beimischung, ohnerachtet es eine fast eben so roth gefärbte Incrustirung absetzt, wie das Karlsbad; auch zeigt die Wirkung auf kranke Lungen keine Spur davon, die sonst ein feineres Reagens gegen Eisen sind, als die chemischen. Ohnerachtet es also im Allgemeinen zu den gelindern alkalischen Wassern gehört, so giebt ihm der Reichthum an Kohlensäure, verbunden mit einer Beimischung von kohlensauern Erden, Eigenthümlichkeiten, die es von andern ähnlichen Wassern gar sehr auszeichnen, und es für manche Kranke höchst heilsam, ja einzig machen, da sie andere nicht vertragen. So z. B. wird Nie-

*) Hepatisches Gas, welches man früher in dem Emserwasser vermuthete, ist durch die neuen Analysen nicht ermittelt worden.

mand leugnen, daß das alkalische Karlsbad auf Lungenkranke höchst nachtheilig wirke, und die Fortschritte der Lungensucht beschleunige; hier aber finden wir gerade das Gegentheil.

Meinem Vorsatz getreu, halte ich mich nur an die Wirkungen, die es besonders auszeichnen, und die ich aus eigner Erfahrung kenne, und deren sind zwei. Einmal die Kraft auf Heilung kranker Lungen. Wir wissen, wie wenig Heilquellen es giebt, die bei Lungenkranken mit Nutzen, ja nur mit Sicherheit angewendet werden können, und gewöhnlich sind solche Beschwerden hinreichend, um ihnen die Reise zu einem Mineralwasser abzurathen. Hier finden wir gerade das Gegentheil, und, nach meiner Meinung, steht Ems in dieser Hinsicht, nebst Selters, einzig da. Personen, die alle Anlage zur Lungensucht haben, ja, welche schon im ersten Grade derselben mit anfangendem Schleichfieber befindlich sind, selbst die dem Bluthusten unterworfen sind, werden hier auffallend gebessert, nicht selten völlig geheilt. — Die zweite Kraft ist die bei Krankheiten des Gebärmuttersystems, besonders zur Erhöhung der Empfänglichkeit und Fruchtbarkeit dieses Organs. Diese Kraft ist durch hundertjährige Erfahrung entschieden, daher auch beim Volke dieses Bad den Beinamen des Knabenbads erhalten hat*). Nicht allein, daß es zur

*) Es waren sogar in alten Zeiten eigne Vorrichtungen zur unmittelbaren Application des Badedunstes in die Gebärmutter vorhanden, die seitdem, sehr mit Unrecht, vernachlässigt worden sind.

Heilung des weißen Flusses, der Infarcten, Hämorrhoidalstockungen der Gebärmutter viel vermag, sondern es scheint ihm eine besondere Kraft beizuwohnen, nicht sowohl zur Stärkung dieses Organs — denn diese finden wir in andern Bädern wohl in höherm Grade, und es fehlt hier an der Hauptbedingung der tonischen Kraft, dem Eisen, — sondern vielmehr zur Erhöhung oder Hervorrufung jener specifischen Erregbarkeit und zur Fruchtbarmachung des zum Empfangen bestimmten Bodens, welche beide zu dem Acte einer fruchtbaren Empfängniß nöthig sind, und deren Mangel, auch bei übrigens sehr guten Kräften, oft das einzige Hinderniß der Fruchtbarkeit ist. Es sind mir Beispiele bekannt, wo nach mehrjähriger Unfruchtbarkeit, ja, welches oft noch mehr sagen will, nach mehreren verunglückten Schwangerschaften, todten Geburten, die vollkommenste Fruchtbarkeit und die glückliche Austragung gesunder Kinder, die erfreulichen Folgen seines Gebrauches waren.

Das Wasser wird übrigens sowohl zum Baden als zum Trinken gebraucht, und zum Trinken sehr gut vertragen.

Nenndorf.

Noch vor länger denn dreißig Jahren war hier eine Wildniß. Vergebens spendete Jahrhunderte lang die Natur ihre Schätze aus, sie wurden nur von einzelnen Landleuten und sehr unvollkommen benutzt, und würden es wahrscheinlich noch länger geblieben seyn, wenn nicht der starke Schwefelgeruch den Kenner aufmerksam gemacht hätte. Dies war auch der Fall mit unserem würdigen Arzte, Herrn Geheimenrath Heim, welcher vor länger denn dreißig Jahren bei dem Botanisiren in dieser Gegend durch diesen Geruch zu der Heilquelle hingezogen wurde, sich von ihrer Wichtigkeit überzeugte, indem er den seligen Schröter zu Rinteln darauf aufmerksam machte und sich ein wesentliches Verdienst um die wissenschaftliche Entdeckung und medicinische Benutzung derselben erworben hat. —

Und welche Verwandlung hat dieser kurze Zeitraum auf dieser Stelle hervorgebracht? — Die schönsten Gebäude, angenehme Promenaden und romantische Anlagen umgeben den Quell; schöne, größtentheils höchst elegante Wohnungen, nehmen den Hülfesuchenden auf; er findet die trefflichste Badeanstalt für seinen Hauptzweck, eine heitere, ungezwungene Badegesellschaft, Musik, ländliche Vergnügungen zu seiner Aufheiterung, und, was Allem die Krone aufsetzt, einen eben so einsichtsvollen, als gefälligen und freundlichen Arzt*). Ich gestehe aufrichtig, daß ich, was die Zweckmäßigkeit und Vollkommenheit der Badeanstalten, die Ordnung und pünktlichste Genauigkeit in der Besorgung der Bäder, Temperatur, Reinlichkeit u. s. w. betrifft, diese Anstalt für eine der ersten unter allen mir bekannten halte**). — So viel vermochte der Wille und die königliche Freigebigkeit eines edlen Fürsten, durch weise Rathgeber unterstützt! — Der Dank

*) Herr Hofrath Waiz hat in mehreren Bänden des Journals der practischen Heilkunde (Bd. XVI. St. 2. S. 5. — Bd. XVIII. St. 1. S. 87. Bd. XXIV. St. 4. S. 1. — Bd. LXX. St. I. S. 7. —) Erfahrungen von dem Nutzen dieses Bades mitgetheilt, die eben so sehr von der Wirksamkeit des Wassers, als von der Einsicht und gründlichen Behandlung des Arztes zeugen. Herr Hofrath Waiz ist bereits vor mehreren Jahren gestorben. Gegenwärtig ist Herr Hofrath d'Oleire Brunnenarzt, rühmlich bekannt durch seine Monographie über N. (Die Schwefelwasserquellen zu Nenndorf, von Dr. H. d'Oleire und Dr. F. Wöhler. Cassel 1836.)

**) Um nur eine Kleinigkeit zu erwähnen, so habe ich hier Badethermometer gefunden, welche vertical auf einer Korkscheibe stehen, doch so, daß die Kugel unten durchsticht, und welche den Vortheil gewähren, daß man sie während des Bades auf der Oberfläche schwimmen lassen, und immer beobachten kann, wie sich die Temperatur ändert, und ob etwa ein Zusatz von warmem oder kaltem Wasser nöthig sey.

der Tausende, die dadurch ihr Leben und Gesundheit erhielten, und noch künftig erhalten werden, sey sein Lohn!

Was die medicinischen Eigenschaften und Kräfte betrifft, so behauptet dieses Wasser einen der ersten Plätze unter den Schwefelwassern. Es ist äußerst reich, sowohl an Schwefelgas, als an substantiellem Schwefel, wovon man sich sehr leicht sinnlich durch die obenauf sich bildende Schaumrinde überzeugen kann. Ueberdies scheint ihm, dem Geruche und Gefühle nach, noch ein bituminöser, dem Asphalt, ähnlicher Stoff beigemischt zu seyn, worüber, so wie über die noch vorhandenen Gasarten, noch eine genauere chemische Analyse zu wünschen wäre*). Bewundernswürdig ist die vollkommene und dauerhafte Auflösung des Schwefels in dem Wasser. Es ist vollkommen krystallhell, und ich habe es in einem Gefäße Wochen lang im Zimmer stehen lassen, ohne daß es getrübt worden wäre, oder den Schwefelgeruch verloren hätte.

Doch es kommt hier nur darauf an, die mir bekannt gewordenen vorzüglichsten medicinischen Wirkungen desselben zu schildern. Im Allgemeinen sind

*) Nach Wöhler's neuesten Analyse enthält es außer Schwefelwasserstoffgas, kohlensauren Gas und einer geringen Menge Stickgas, als vorwaltende feste Bestandtheile schwefelsaure Kalk- und Talkerde, schwefelsaures Natron, kohlensaure Kalk- und Talkerde, salzsaure Talkerde, — und Beimischungen von Bitumen, Calcium — Sulphhydrat, Thonerde und Ammoniaksalz.

es die Wirkungen des Schwefels überhaupt, gewiß eines der wirksamsten, durchdringendsten und zugleich eigenthümlichsten Heilmittel, dessen Wirkungsart ebenfalls wie beim Eisen nicht blos quantitativ, sondern weit mehr qualitativ ist, nicht blos im Reize und dessen verschiedenen Graden, sondern in einer materiellen Durchdringung des organischen Stoffs selbst*) und dadurch hervorgebrachter chemischen Veränderung besteht, welche die Qualität des Organismus und einzelner Systeme umzuändern und theils seine Thätigkeit umzustimmen, theils chemische Zersetzung hervorzubringen vermag, die ihm für manche krankhafte Zustände mit Recht den Namen eines specifischen Heilmittels verdienen. Der Schwefel ist ein so eigenthümliches und noch bei weitem nicht allgemein genug und in allen seinen Beziehungen erkanntes Mittel, daß es mir erlaubt seyn möge, hier eine ausführliche Darstellung seiner Kräfte und Wirkungen einzuschalten, da er das Hauptagens sowohl in diesen, als in den folgenden Heilquellen ist, und dies also als die beste Einleitung dazu betrachtet werden kann.

1. Der Schwefel reizt den Theil, dem er zunächst applicirt wird, nach Verschiedenheit seiner Reizfähigkeit; ja für die Lunge ist er, wenn er ihr unmittelbar in Gasgestalt applicirt wird, ein tödt-

*) Der Beweis ist der Geruch und die chemische sulphurische Beschaffenheit der Hautausdünstung und anderer Absonderungen bei dem innern, so wie der Darmabsondernng bei dem äußern Gebrauche.

liches Gift, indem er eine plötzliche krampfhafte Constriction erregt, die in einem tödtlichen Tetanus der Respirationswerkzeuge übergehen kann. Selbst die äußere, mit Epidermis bedeckte, Haut reizt er, bei einer etwas stärkern Anwendung, so, daß Erhitzungen und kleine Ausschläge derselben entstehen können.

2. Wird er dem Magen und Darmkanal zunächst applicirt, so erregt er die specifische Reizung, welche eine vermehrte peristaltische Bewegung und Oscillation der absondernden und exhalirenden Gefäße desselben bewirkt, d. h. er erregt Purgiren und vermehrte Absonderung und Ausleerung.

3. Er reizt das ganze Circulationssystem, vermehrt den Puls und die Thätigkeit des Herzens. Dies thut er zwar nicht im hohen Grade, so daß man bei nicht sehr reizbaren Subjecten, oder mäßigen Dosen es nicht sehr bemerkt, daher auch Einige ihn sogar ein kühlendes oder schwächendes Mittel nennen. Aber man gebe ihn bei plethorischen und reizbaren Subjecten, oder beim fieberhaften Zustand, und man wird seine reizend-erhitzende Kraft sehr deutlich sehen, ja so lange ächt entzündlicher Zustand im Körper ist, darf man ihn nie geben, weil er ihn sehr vermehrt.

4. Er wird durch die Verdauungssäfte chemisch aufgelöset, und gehet selbst in die Säfte über. Dies beweisen unleugbar der Schwefelgeruch der Ausdünstung, das Anlaufen des Silbers bei solchen Personen, die ihn nehmen.

5. Er vermehrt die gasartigen Secretionen des Körpers (die Haut- und Lungenabsonderung) und

verändert sie auch qualitativ. Hierbei kommen zweierlei Wirkungsarten in Betracht, die vitale und die chemische. Denn eines Theils ist diese vermehrte Verdunstung die Folge der, die Gefäße reizenden Kraft des Schwefels, und in so fern gehört er zu den allgemeinen diaphoretischen Mitteln; aber zugleich wirkt auch die chemische des mit in die Säfte übergegangenen und mit ihnen verdunsteten Schwefels; dadurch erhält die ausdünstende Materie selbst einen specifischen sulphurischen Charakter, und der Schwefel wird ein specifisches Diaphoreticum. Denn es ist bekannt, daß der Schwefel durch Zutritt des Wasserstoffs und Wärmestoffs in hepatisches Gas verwandelt werden kann. Dies geschieht nun auch in der Haut und Lunge eines mit Schwefel imprägnirten Menschen; es ist gerade dasselbe, als wenn wir auch zu gleicher Zeit ein verdünntes Schwefelgas der äußern Oberfläche der Haut und Lungen applicirten. Daher auch mehrere Wirkungen, die dem Schwefel ganz allein, oder im ganz besondern Grade eigen sind. Erstens nämlich die, daß bei starkem und anhaltendem Gebrauch die Haut so gereizt wird, daß kleine Ausschläge zum Vorschein kommen; ferner, daß er bei reizbaren Lungen leicht Husten und Reizung ihrer Oberfläche erregt; ferner, daß er die Lungenabsonderung und Expectoration so trefflich befördert und chronische Brustbeschwerden, ja selbst Phthisis heilen kann, welches beides man nicht blos aus der reizenden Kraft, sondern auch aus dem die Lungen durchdringenden hepatischen Gas erklären muß; desgleichen, daß der innerliche

Gebrauch im Stande ist, die Haut von Ausschlag zu reinigen, ebenfalls nicht blos durch die Wirkung der durch seinen Reiz veränderten Secretion, sondern auch der hierbei äußerlich auf die Haut wirkenden Schwefelwasserstoffsäure.

6. Der Schwefel löset Stockungen, besonders schleimichter Art, auf. Nicht blos bei innern, sondern bei äußern Stockungen, hauptsächlich wenn sie von schleimichter, seröser und lymphatischer Art und mit Atonie, Mangel an Wärme und Lebensthätigkeit verbunden sind, selbst bei Wassersuchten, wirkt er trefflich.

7. Er vermindert die passive Vollblütigkeit des Unterleibs, insbesondere die hämorrhoidalische. Diese Wirkung ist sehr merkwürdig, und dem Schwefel ganz besonders eigen. Es ist ausgemachte Wahrheit, die sich mir durch unzählige Erfahrungen bestätigt hat, daß bei allen Hämorrhoidalstockungen im Unterleibe, bei der daher rührenden langsamen und gehinderten Verdauung, Leibesverstopfung, Rükken-, Leibschmerzen, Hämorrhoidalknoten, Zwängen und Schmerzen des Mastdarms, Urinbeschwerden, Ausschlägen ꝛc. kein Mittel so schnell und specifisch wirke, als der Schwefel. Da diese Stockungen immer passiver Art, d. h. von Atonie und Unthätigkeit der Gefäße, hauptsächlich der zurückführenden, herrührend sind; so wirkt er hier theils durch seine reizende Kraft, wodurch er die Oscillation der Gefäße vermehrt und die stockenden Säfte in Zirkel setzt, theils durch die vermehrete Hautthätigkeit, wodurch die innere Anhäufung der Säfte mehr nach der Haut determinirt wird. Aber

diese reizende Kraft muß etwas ganz Eigenthümliches haben, weil kein anderes der ähnlich reizenden Mittel dasselbe thut, oder es wirkt auch hier eine chemische Kraft auf das stockende Blut.

8. Er befördert Blutungen, und so kann man durch dasselbe Mittel, wodurch man Blutanhäufungen des Unterleibes zertheilt, auch Blutflüsse durch Mastdarm und Uterus erregen. Dieser scheinbare Widerspruch hebt sich, wenn wir wissen, daß die nämliche Unthätigkeit, die das Blut in den Gefäßen des Unterleibes anhäuft, auch die Ausleerung desselben durch die Mündungen derselben hindern, und folglich vermehrte Thätigkeit der Gefäße sowohl jene Blutstockungen zertheilen, als auch Blutausleerungen erregen kann. Denn keineswegs entstehen alle Blutflüsse aus Schwäche und Unthätigkeit der Gefäße, sondern bei sehr vielen ist eine in den Endigungen und Mündungen der Gefäße selbst erregte Oscillation und Thätigkeit dazu nöthig (**Haemorrhagiae activae**), welches hauptsächlich bei natürlichen, z. E. den Menstruis, habituellen und critischen, auch bei den entzündlichen und durch Krankheitsreize erregten der Fall ist. — Deswegen ist auch der Schwefel bei Allen, die zum Bluthusten geneigt sind, vorsichtig zu brauchen.

9. Er macht fixirte Krankheitsstoffe mobil, und verflüchtigt sie gleichsam, indem er sie nach der Haut determinirt, und dadurch absondert. Darauf gründet sich sein großer Nutzen bei allen Krankheiten von Metastase psorischer Schärfen auf innere Theile, auch bei rheumatischen und gichtischen chronischen

Beschwerden. Hier scheint offenbar die materielle Ursache des Uebels durch die Haut und andere Absonderungsorgane entfernt zu werden, wodurch die Beschwerden gehoben werden, aber freilich nicht die Disposition dazu. Nicht allein bei Rheumatismen, sondern auch bei Gichtbeschwerden habe ich treffliche Wirkungen von Schwefel gesehen; ja, ich habe einige Podagristen gekannt, die von Zeit zu Zeit sehr heftige Anfälle von Gicht bekamen, und sich dadurch vor denselben schützten, wenn sie regelmäßig alle Monate 4 bis 6 Tage lang Schwefel nahmen, wodurch wahrscheinlich die in der Zeit gesammlete Gichtmaterie immer wieder ausgeleert wurde.

10. Eine der merkwürdigsten Wirkungen des Schwefels ist die, metallische Gifte, die in unsern Körper übergegangen sind, zu entkräften. Blei-, Quecksilber- und Arsenikvergiftung findet im Schwefel das wirksamste Gegengift. Ja man kann die nächste Wirkung des Quecksilbers, den Speichelfluß, durch Schwefel sehr schnell supprimiren. Diese große Wirkung läßt sich nun gar nicht allein durch den Reiz erklären, sondern geschieht größtentheils chemisch, wahrscheinlich durch eine Neutralisation oder Entsäurung dieser Metalltheilchen.

11. Auf die Krätze wirkt er specifisch. Kein Mittel heilt sie so schnell und so vollkommen. Und er thut dies sowohl im innern als äußerlichen Gebrauch. Auch hier ist seine Wirkung nicht blos durch den Reiz zu erklären, sondern der Schwefel scheint eine unmittelbare, das Krätzmiasma (es mag nun belebt oder unbelebt seyn) zerstörende und ver-

nichtende Kraft zu besitzen. Bei dem äußerlichen Gebrauch verschwindet zwar der Ausschlag schneller, aber die Hautausdünstung wird zugleich zu sehr supprimirt, so daß leicht Metastasen nach innen entstehen. Es ist daher immer besser, Schwefel zugleich innerlich hinreichend stark anzuwenden. Und wirklich ist auch der innerliche Gebrauch zugleich äußerlicher; denn der Schwefel geht in Substanz durch die Haut, wird da in Gas verwandelt, und bildet eine beständige Schwefelatmosphäre um die Haut.

12. Er vermag, äußerlich angewendet, äußerliche verdorbene Secretionen zu verbessern und in gesunde umzuwandeln. So vertreibt der äußere Gebrauch hartnäckige Ausschläge und langwierige Geschwüre; selbst langwierige Schleimflüsse der Harnröhre, der Mutterscheide, des Mastdarms lassen sich durch Injectionen von Schwefelwasser vortrefflich heilen.

13. Ob der Schwefel schwäche oder stärke, ist mir hier, so wie bei mehreren Mitteln, eine sehr überflüssige, unbestimmte und wirklich ganz unrichtige Frage. Denn das Schwächen oder Stärken eines Mittels ist ja in den meisten Fällen eine erst secundaire, von einer Menge Zwischenwirkungen abhängende, und also äußerst relative Wirkung, und man kann ja fast von allen Mitteln sagen, sie schwächen und stärken, je nachdem die Anwendung und die Umstände sind. Eben so mit dem Schwefel. Er reizt, so viel ist gewiß, aber das heißt bei weitem noch nicht, er stärkt. Denn er giebt weder der Faser eine festere Bindung noch Ton, noch eine dauer=

haftere Erregbarkeit, welches durchaus zu dem Begriffe eines stärkenden Mittels gehört, wenn wir nicht mit den Worten spielen wollen; denn wenn das Reizen allein hinreichen soll, so sind Merkur, Belladonna, Kochsalz, Salmiak die herrlichsten Stärkungsmittel. — Aber eben so wenig kann man geradezu sagen, er schwächt. Denn man gebe ihn einem reizbaren, oder plethorischen, oder entzündlichen Körper, und man wird sehen, daß er die heftigste Circulation, Blutcongestion, ja selbst active Entzündung erregen kann. Man gebe ihn einem schlaffen, kalten, reizlosen Subject, und man wird vermehrte Thätigkeit, Munterkeit in allen Functionen sehen. Aber er kann auch, wie jedes Reizmittel, wirklich schwächen, wenn er starke Ausleerungen erregt, oder durch zu anhaltenden Reiz die Kraft erschöpft. Also kommt Alles auf die Anwendung und den bestimmten Fall an, und so kann der Schwefel bald schwächend, bald stärkend wirken. —

Alle diese Kräfte besitzt nun das Nenndorfer Wasser auch, und zwar in einem vorzüglichen Grade, da der Schwefel darin in einer weit feinern und flüchtigern Gestalt vorhanden ist, als wir ihn einst in andern chemischen Präparationen zu geben pflegen. Ich werde mich jedoch blos auf die mir durch Erfahrungen bestätigten Wirkungen einschränken.

Unter den Krankheiten, wo es hülfreich ist, steht billig die Gicht oben an, und zwar in allen ihren Formen (den inflammatorischen Zeitraum einer Gichtkrise allein ausgenommen), folglich die regulaire und irregulaire, die fixe und fliegende, die manifeste und larvirte, die retrograde und atonische, und selbst die desorganisirende Gicht, worunter ich diejenige verstehe, welche schon in kalte Auftreibungen der Gelenke, Gichtknoten, Knochenauswüchse, Contracturen übergegangen ist. Man wird sich nie einen richtigen Begriff von der Gicht und folglich eben so wenig von den Mitteln dagegen machen, ohne Rücksicht auf die materiellen Veränderungen der Säfte und jene chemischen Entmischungen der organischen Materie zu nehmen, die diese Krankheit wesentlich begründen, und ihr allein ihren eigenthümlichen Charakter geben. Unwidersprechlich zeigen dies nicht blos die Ursachen und Phänomene der Krankheit, wo die freie Säure in allen abgesonderten Säften, und die Neigung zur Verdickung der Lymphe, die in die Sinne fallenden Aeußerungen derselben darstellen, sondern vorzüglich die Heilung, sowohl die natürliche, als die künstliche. Was sind die sogenannten Gichtkrisen, worunter wir die von Zeit zu Zeit kommenden örtlichen Entzündungen verstehen, durch welche der Körper auf längere oder kürzere Zeit von der Gicht befreit wird, anders, als chemisch-organische Processe, neu geschaffene Secretionsorgane, wodurch die schädlichen Stoffe ausgeschieden, und der organischen Materie so lange ihre Integrität verschafft wird, bis sich nach und nach durch Fortwirkung der entfernten Ursachen jenes materielle Product von neuem erzeugt? Was beweisen anders die bei manchen Personen freiwillig entstehenden Ausleerungen Sediment im Urin, Speichelfluß, Hautausschläge, Hämorrhoiden, wodurch der Körper auf lange Zeit von

Gicht befreit und der Gichtanfall Jahre lang verhütet wird; so wie die merkwürdigen Metaschematismen, z. B. die Verwandlung der Gichtkrankheit in Steinkrankheit, wodurch jene aufhört? — Sehen wir nicht selbst bei den schwächlichsten Menschen mehrere Wochen, ja Monate lang anhaltende Nachtschweiße, die sie von ihren Gichtbeschwerden befreien, und bei denen sie, statt elender zu werden, sich sichtbar erholen? Und könnte dies möglich seyn, wenn die Gicht nichts anders wäre als Schwäche, und zur Heilung nichts anders erforderte, als Erregung? Es ist also einleuchtend, daß auch bei der künstlichen Behandlung diese Rücksicht auf die materielle Umschaffung und Verbesserung wesentlich in die Kuridee eingehen, und daß außer der allgemeinen Leitung des Lebensprocesses nach den Umständen zur Erhebung oder Verminderung der Lebensthätigkeit, solche Mittel gewählt werden müssen, die eine eigenthümliche qualitative Kraft auf die chemische Verbesserung jenes materiellen Fehlers, auf die Beförderung der passenden Absonderungen, Krisen u. s. w. haben. — Daß unter diesen der Schwefel einen der ersten Plätze behauptet, ist durch Erfahrung hinlänglich entschieden, und wie viel mehr muß er dies in einer Form thun, wo er so verfeinert und gasförmig verflüchtigt dargestellt ist, als in diesem Schwefelwasser? — Es sind mir davon außerordentliche Beispiele bekannt. Nicht blos gewöhnliche Gichtbeschwerden, sondern Kopfgicht, Magengicht und alle andere chronische Krankheiten innerer Eingeweide, wenn sie, wie das so oft der Fall ist, einen gichtischen Zustand zum Grunde haben, die tausendfachen Erscheinungen der anomalischen und atonischen Gicht, wohin selbst Hypochondrie und andere Nervenkrankheiten gehören können, ja selbst die eingewurzelte Gliedergicht, mit Anchylosen, Knochengeschwülsten, Contracturen, Lähmungen, wo alle andere Mittel vergebens gebraucht worden sind, können dadurch ihre Heilung, und zwar nicht blos eine temporelle, sondern dauerhafte finden. — Nie werde ich das Beispiel vergessen, was ich schon einmal im Vorbeigehen erwähnt habe. Ein höchst schätzenswerther Mann, von 40 Jahren, hatte schon seit mehrern Jahren an einer Gichtmetastase auf dem rechten Schenkelknochen auf die hartnäckigste und peinlichste Art gelitten. Der Schmerz hatte seinen Hauptsitz von der Mitte des Schenkelknochens bis zur Hüfte, und es war damit eine beträchtliche Knochenauftreibung dieser Gegend verbunden. Der Schmerz war zwar immer da, aber am peinlichsten des Nachts, wo er den Schlaf ganz raubte. Die Bewegung des Fußes war unvollkommen und mühsam. Es waren 3 Jahre lang die ausgesuchtesten innerlichen und äußerlichen Mittel durch die geschicktesten Aerzte angewendet worden; selbst das sonst so kräftige Töplitzer Bad war vergebens gewesen. Zuletzt wurde ich befragt. Ich fand den oben beschriebenen örtlichen Zustand, aber durch die lange Dauer des Leidens und die Schlaflosigkeit den Körper im Ganzen sehr angegriffen, schwach und abgemagert. Ich wendete in Verbindung der so nöthigen allgemein excitirend stärkenden Mittel und nahrhafter Diät die wirksamsten Gichtmittel, den Sublimat mit Guajac und Sarsaparille, Schwefel und Antimonialmittel in allen Formen, Opium, Sabina u. s. w., äußerlich die durchdringendsten Schwefel-, Salz-, Ameisen- und Seifenbäder, Spanische Fliegen, flüchtige Reizmittel u. s. w. an. — Es war Alles vergebens. Das Leiden nahm immer mehr zu, die Nächte wurden unter den grausamsten Schmerzen durchwacht, und der Zustand zuletzt unerträglich, daß sich die Verzweiflung des Kranken zu bemächtigen anfing, und er erklärte, er werde nun schlechterdings nichts mehr brauchen, und die einzige Hülfe vom Tode erwarten. Meine einzige Hoffnung war noch Nenndorf, und mit vielem Widerstreben ließ er sich endlich überreden, dieses Mittel, aber als das letzte, zu gebrauchen. Er badete 3 Wochen lang, die Schmerzen nahmen mehr zu als ab; er setzt es noch 3 Wochen fort, die Wirkung war dieselbe. Traurig und muthlos verließ er den Kurort, und erst 6 Wochen nachher fing die Besserung unter Ausbruch eines Ausschlages an, und nahm so schleunig zu, daß er einige Wochen nachher völlig von Schmerzen befreit war, und im folgenden Winter sogar tanzen konnte.

Nach der Gicht verdienen die Hautkrankheiten den nächsten Platz. Herpedische, krätzartige Ausschläge von der hartnäckigsten Art, veraltete Geschwüre, besonders von gichtischer und skrofulöser Beschaffenheit, finden hier ihre Hülfe, und ich könnte auch dies durch einige höchst merkwürdige Fälle belegen. — Aber nicht blos bei wirklich existirenden Hautkrankheiten, sondern auch bei den Uebeln, welche nach ihrer Unterdrückung erfolgen, zeigt sich diese Heilkraft. Ich verstehe darunter, wenn man ohne Rücksicht auf Ursachen und blos durch örtliche Hemmung der Hautthätigkeit eine Hautkrankheit verschwinden macht; und es wird ewig wahr bleiben, mag auch eine falsche Theorie dagegen noch so viel einwenden, daß darauf die hartnäckigsten Krankheiten aller Art, Lähmungen, Gichtzufälle, Wassersucht, Abzehrung u. s. w. entstehen können, welche am sichersten entweder durch Wiederherstellung des Ausschlages, oder wenigstens durch ihm angemessene Mittel gehoben werden.

Aeußerst schätzbar aber ist die Kraft dieses Wassers bei jener bedauernswürdigen, und so oft die beste Hülfe der Kunst vereitelnden Krankheitsklasse, die unter dem Namen Folgen oder Reste der venerischen Krankheit bekannt ist, und sich unter den mannichfaltigsten Formen, hartnäckigem Gliederreißen, nächtlichen Knochenschmerzen, Drüsengeschwülsten, Verhärtungen, Knochenauftreibungen, chronischen Entzündungen der Augen, Genitalien und anderer Theile, Hautkrankheiten, Geschwüren, fehlerhaften Absonderungen, Nachtripper 2c. darstellt. Sie sind entweder Modificationen und Degenerationen der venerischen Krankheit, die nicht mehr durch Quecksilber heilbar sind, — Lues modificata — oder aber gar nicht Reste der Krankheit, sondern einer unverständigen oder schlecht abgewarteten Merkurial-Kur, — Merkurialvergiftungen. — Und in beiden Fällen ist Renndorf höchst passend und heilsam, welches um so erwünschter ist, da sichs oft schwer entscheiden läßt, welches von beiden der Fall ist. Es vermag eben so gut die Ausartungen der Säfte, der Structur, der organischen Thätigkeit, welche Folgen der venerischen Krankheit sind, zu verbessern, als die Ueberreste des Merkurs zu zersetzen und aus dem Körper zu schaffen, wogegen es bekanntlich kein größeres Mittel als den Schwefel giebt. — Ich muß aber hier noch die Bemerkung beifügen, daß es in allen den Fällen, wo der Charakter noch rein venerisch ist, und sein specifisches Hülfsmittel, das Quecksilber, verlangt, nichts hilft, sondern vielmehr die Wirkung des Quecksilbers selbst hindert, und man sich also sehr irren würde, wenn man zur Unterstützung einer Merkurialkur zu gleicher Zeit diese Bäder anwenden wollte, wovon mir einige merkwürdige Beispiele bekannt sind.

Daß es bei Hämorrhoidalkrankheiten ein wirksames Mittel seyn müsse, läßt sich schon aus der specifischen Kraft des Schwefels bei dieser Krankheitsklasse erwarten, und die Erfahrung bestätigt es vollkommen. Nicht blos um die Hämorrhoidaldisposition zu heben, sondern auch um die localen Beschwerden der blinden Hämorrhoiden, ihre Anomalieen (Schleimhämorrhoiden, Blasenhämorrhoiden), ihre Verirrungen nach Lungen, Magen, Kopf und andern Organen, zu heben, ist es höchst schätzbar. Nur muß man die Fälle ausnehmen, wo Vollblütigkeit oder eine zu große Geneigtheit zu einem übermäßigen Blutabgang vorhanden ist.

Von herrlichem Nutzen ist es in allen Krankheiten von metallischer Vergiftung, sowohl der acuten, als besonders der schleichenden. Merkurielle, bleiische, arsenikalische, chronische Vergiftungen finden zuverlässig nirgends so sichere Hülfe, als in den Schwefelbädern, und dies giebt ihnen für unsere Zeiten, wo die erstern so häufig als Folge der Merkurialkuren, und die letztern nicht selten als Folgen des Schminkens und der Arbeiten in Bleifabriken vorkommen, einen großen Werth. Oefter, als man glaubte, liegen bei hartnäckigen chronischen Krankheiten diese geheimen Ursachen zum Grunde, und ihre Kur kann blos durch Berücksichtigung dieser bewirkt werden.

In fehlerhaften Schleimabsonderungen, und in der beschwerlichsten von allen, dem weißen Flusse, hat dies Mittel seinen entschiedenen Werth, wenn es als Bad und zugleich als Injection benutzt wird.

In wirklichen Contracturen, anchylotischen Zufällen und ähnlichen schweren Desorganisationen, sind die Schwitzbäder, welche hier sehr gut eingerichtet sind, von großer Wirksamkeit. Sie werden in einem Kasten genommen, welcher mit Schwefelwasserdämpfen in einer Temperatur von 32 — 40° R. angefüllt wird, und in welchem der Kranke selten länger als eine Viertelstunde verweilen kann.

Bei reinen Nervenkrankheiten, wo lediglich wahre Schwäche zum Grunde liegt, ist es zwar weniger passend und wirksam, als die eisenhaltigen Mineralwasser; aber bei den, auch sehr häufigen und leider jetzt oft verkannten, metastatischen Nervenkrankheiten, wo die Nervenschwäche keine wahre Schwäche, sondern nur Unterdrückung der Kraft durch gichtische, psorische und andere Krankheitsstoffe, oder blos eine anomalische Thätigkeit, eine Verstimmung des Nervensystems, durch aufgehobenes Gleichgewicht der Kräfte und Functionen ist, kann dieses Bad von trefflicher Wirkung seyn, und mir sind Beispiele genug bekannt, wo es in solchen Fällen, wo eisenhaltige Wasser vergebens gebraucht worden waren, Hülfe geleistet hat.

Aber eine besondere Erwähnung verdienen noch asthmatische und andere chronische Brustbeschwerden, die ihren Grund, wie gewöhnlich, in einer geschwächten oder fehlerhaften Thätigkeit der Lungen und ihrer Secretionsorgane haben. Selbst anfangende Lungensuchten (höchstens die floride, activ entzündliche, ausgenommen) gehören hierher. — Sie können hier große Erleichterung, ja völlige Hülfe finden, da nicht allein der Schwefel an sich eines der herrlichsten Mittel ist, um die Absonderung und ganze Thätigkeit der Lungen zu befördern und zum normalen Zustand zurückzuführen, sondern auch die Einathmung des mit atmosphärischer Luft verdünnten Schwefelwasserstoffgases, die hier unwillkührlich schon geschieht, und sehr leicht kunstmäßig verstärkt werden kann, diesen Zweck noch unmittelbarer erreicht.

Die gewöhnliche Anwendungsart des Wassers ist in Bädern; und bei der großen Durchdringlichkeit des Schwefels überhaupt, besonders aber in dieser Form, ist gar kein Zweifel, daß er in dieser Anwendung das ganze System eben sowohl durchdringen kann, als bei dem innerlichen Gebrauche; und man hat dabei den Vortheil, die nachtheiligen Wirkungen zu vermeiden, welche der innere Gebrauch zur Schwächung der Verdauungskraft, besonders bei schon schwachem Magen, haben kann. — Doch können Fälle existiren, wo die Verbindung des innern Gebrauchs mit dem äußern rathsam ist: einmal bei sehr eingewurzelten und hartnäckigen Uebeln, wo man nicht genug Eingangswege zugleich für das Mittel benutzen kann, um das ganze System gleichsam damit zu saturiren, und dann, wenn Localübel des Magens und Unterleibes eine unmittelbare Localeinwirkung nöthig machen. — Nur wird es alsdann doppelt nöthig seyn, was überhaupt schon bei den Bädern zu empfehlen ist, stärkende bittere Mittel mit dem Gebrauche zu verbinden.

Außer den Einrichtungen zu Schwefelwasserbädern finden sich zu N. sehr gute Vorrichtungen zu Schwefelgasbädern, Schwefelwasserdouchen, Regen- und Sturzbädern, Schwefelschlammbädern und den schon erwähnten Schwitzbädern.

Ueber die Verbindung anderer Mittel beziehe ich mich auf das, was schon in der Einleitung überhaupt darüber gesagt worden ist. Ich bemerke hier nur noch, daß man mit vielem Vortheile zugleich neben diesen Bädern in bedürfenden Fällen auch andere passende Mineralwasser, z. E. das Selterwasser, Egraer, Wildunger, Pyrmonter, trinken lassen kann. Auch kann bei hartnäckigen gichtischen und paralytischen Affectionen der Mitgebrauch der Electricität und des Galvanismus die Wirkung ausserordentlich erhöhen, wie solches auch öfters geschieht.

Noch verdient die Frage einige Erörterung: Wie verhalten sich die heißen Schwefelquellen, wie z. B. Aachen, Warmbrunn, zu den kalten, in Absicht ihrer Kraft und Wirkung, und welche verdienen den Vorzug? — Gewiß ist es, daß die unterirdische innigere Beimischung der Wärme die Wirksamkeit eines Mineralwassers außerordentlich erhöht, wozu noch der Vorzug kommt, daß, da es nicht erst künstlich erwärmt zu werden braucht, es unmittelbar so, wie es aus dem Schoße der Erde kommt, und also ganz in seiner eigenthümlichen Mischung und mit weniger Verlust der flüchtigen Theile, benutzt werden kann, worüber schon in der Einleitung gesprochen worden ist. Aber auf der andern Seite ist auch nicht zu läugnen, daß durch die Hitze des Wassers bei und nach dem Hervorquellen viele flüchtige Stoffe verjagt werden müssen, die bei einem kalt quellenden Wasser erhalten werden, und sich erst bei der künstlichen Erwärmung entwickeln; und es würde hieraus sich folgendes Resultat ergeben: Die heißen Quellen haben Vorzüge, wenn sie unmittelbar nach dem Hervorquellen zum Trinken oder Baden benutzt werden; aber sie sind schwächer, wenn sie erst, nachdem sie eine Weile in der Wanne gestanden und einen Theil ihrer natürlichen Wärme nebst den damit verbundenen flüchtigen Bestandtheilen verloren haben, gebraucht werden, in welchem

Falle hingegen die kalt quellenden Wasser ihre Kraft besser erhalten.

Die höchst interessante Untersuchung dieser Quellen durch den scharfsinnigen Prof. Wurzer zu Marburg*), die überhaupt durch ihre höhere lebendige Ansicht Epoche in der Lehre der Mineralwasser gemacht hat, zeigt, daß auch dieser Quell, so gut wie der zu Aachen, einen Antheil von Stickstoffgas enthält, — ein für die Wirkung gewiß höchst bedeutender Umstand, — auch die neueste von Wöhler unternommene höchst wichtige Analyse (vergl. die schon erwähnte Manographie über N. von d'Oleire und Wöhler) weist Stickgas nach.

Für Nenndorf von großem Werth ist die unfern N. befindliche Saline von Rodenberg und die Benutzung derselben in Form von Soolbädern.

*) Physikalisch-chemische Beschreibung der Schwefelquellen zu Nenndorf nebst vorangeschickten Bemerkungen über die Zerlegung der Mineralwasser im Allgemeinen von Dr. Würzer, Cassel und Marburg 1815.

Eilsen.

In der nämlichen Gegend, in der an Naturschönheiten und Naturschätzen so reichen Grafschaft Schaumburg, sind seit einigen Jahren auch diese Schwefelquellen entdeckt worden, die sowohl nach ihren sinnlichen Kennzeichen, als nach chemischer Analyse, die größte Aehnlichkeit mit den Renndorfern haben. Besonders gilt dieses von zween der Quellen, deren im Ganzen nun sieben entdeckt sind. Der treffliche und berühmte Chemiker Westrumb hat sich ihrer mit großem Eifer angenommen, welches schon ein gutes Vorurtheil dafür erwecken muß, und es sind unter seiner Anleitung eine Menge zweckmäßiger Einrichtungen zur Benutzung derselben gemacht worden, die ihnen eine gute Aufnahme versprechen, wozu noch die reizende Gegend und die Nähe von Bückeburg nicht wenig beitragen wird.

Die Heilkräfte dieses Wassers sind die nämlichen, wie die zu Renndorf, doch kann ich aus eigner Erfahrung noch nichts davon sagen. — Aber bemerken muß ich eine Anstalt, die zuerst hier, und dann auch in Renndorf angelegt ist, und diesem Bade einen auszeichnenden Werth zur Kur mancher Krankheit giebt. Dies ist die Einrichtung der sulphurischen Schlammbäder. Es ist bekannt, daß sie in Schweden, Frankreich und Italien mit großem Nutzen gebraucht werden, und hier läßt die, durch chemische Kunst verstärkte Kraft noch mehr erwarten. Es wird nämlich der schon mit sulphurischen Theilen imprägnirte Schlamm der Quellen in ein Behältniß gebracht, und daselbst durch unterhalb angebrachte Röhren mit heißem Schwefeldunste erhitzt und durchdrungen. In diesen Schlamm begiebt sich der Kranke, bleibt eine halbe oder ganze Stunde darin, und nimmt nachher in einer gleich daneben stehenden Wanne mit warmem Wasser ein Reinigungsbad. Die Behälter sind in Zimmern, welche erwärmt werden können, und wodurch jede Erkältung nachher verhütet wird. Es ist kein Zweifel, daß diese Bäder bei Lähmungen, hartnäckigen Haut- und Gichtkrankheiten, Contracturen und Verhärtungen großen Nutzen leisten werden.

Ich empfehle hierüber eine Schrift von dem würdigen Herrn Stadtphysikus Heineken zu Bremen: Eilsens Heilquellen und seine Umgebung. Besonders verdient das, was er über den Nutzen des Schwefelgas sagt, beherzigt zu werden.

Auch verdienen die, unter Leitung des würdigen Brunnenarztes, Dr. Gebhard, angelegten hepatischen Gasbäder, wodurch ein längst gefühltes und ausgesprochenes Bedürfniß der Kunst realisirt worden, rühmliche Erwähnung und Empfehlung. Sie haben schon bei manchen Lungenkrankheiten, selbst manchen Arten der Lungensucht, treffliche Wirkung geleistet.

Aachen.

Ein alter, ehrwürdiger Quell, wo schon Römer und Altteutsche badeten, und Karl der Große nach überstandenen Heerzügen Stärkung und Erholung fand, — aber auch herrlich in seinen Kräften, und mit ungeschwächter Kraft fortwirkend und heilbringend durch so viele Jahrhunderte bis auf den heutigen Tag. Es ist unstreitig das erste unter allen warmen Schwefelquellen Teutschlands, und seine Wirkung ist daher groß und längst entschieden bei Gicht und Rheumatismen, Hautkrankheiten, Drüsenkrankheiten, Verstopfungen der Eingeweide des Unterleibs, Schleimflüssen, Hämorrhoidalbeschwerden, metastatischen Lähmungen. Diese tausendfachen Erfahrungen durch neue bestätigen zu wollen, würde überflüssig seyn. Aber eine Wirkung muß hier besonders herausgehoben werden, durch welche es sich ganz vorzüglich auszeichnet, die Kraft, die oft so hartnäckigen Ueberreste der venerischen Krankheit zu heilen. Es ist bekannt, wie groß die Anzahl jener Unglücklichen ist, wo durch Vernachlässigung, oder durch unvollkommene oder zu überhäufte und nicht gehörig abgewartete Merkurialkur, diese Krankheit ausgeartet und eingewurzelt ist, und wie hartnäckig jene Ueberreste sind. Hals- und Augenentzündungen, Geschwüre aller Art, besonders Halsgeschwüre, eiternde Bubonen, Knochengeschwülste und Knochenfraß, Hautausschläge, Drüsenverhärtungen, Schleimflüsse der Geschlechtstheile, ja selbst Nervenkrankheiten, Abdominalleiden, Verdauungsbeschwerden, Hypochondrieen, Affectionen der Brust, sind die Formen, in denen sie sich zeigen. Das Quecksilber heilt sie nicht mehr, ja verschlimmert sie vielmehr, auch die gewöhnlichen Surrogate desselben verlassen uns oft. Ja, es ist oft schwer zu entscheiden, ob es Ueberrest der venerischen Krankheit oder Merkurial-Krankheit ist. Hier ist der Quell zu Aachen von ganz vorzüglicher Wirksamkeit, und hat schon unzähligen dieser Unglücklichen ihre vollkommene Gesundheit wiedergegeben, indem er eben so gut die Ueberreste und Folgen des syphilitischen Gifts, als die Ueberreste des Quecksilbergifts zu zerstören und zu verflüchtigen vermag. — Noch ganz neulich hatte ich Gelegenheit, mich von seiner großen Kraft bei eingewurzelten syphilitischen Uebeln zu überzeugen. Ein Mann, der schon seit mehreren Jahren daran gelitten, eine Menge Quecksilber gebraucht hatte, aber nie radical geheilt worden war, hatte zuletzt das Unglück, daß sein Nasenknochen angegriffen wurde. Auch hiergegen waren schon seit 2 Jahren die kräftigsten Merkurialmittel, Inunctions- und Hungerkuren gebraucht worden. Sie hatten temporelle Besserung, aber keine Heilung bewirkt. Er frug mich um Rath. Ich fand den Nasenknochen noch aufgetrieben, etwas schmerzhaft, die Haut röthlich, die Secretion verdorben. Vom Merkur ließ sich durchaus keine Hülfe mehr erwarten. Ich rieth ihm daher einen kräftigen Gebrauch des Aachner Bades. Er gebrauchte es erst 4 Wochen, dann noch 4 Wochen lang mit solchem Erfolg, daß sein Nasenübel vollkommen geheilt ist. Auch bei den oft so schwer zu heilenden Folgen der Arsenikvergiftung, besonders den davon zurückbleibenden Lähmungen ist es ein herrliches Heilmittel. — Es kann übrigens sowohl zum Trinken als zum Baden benutzt werden.

Landeck.

Ein sehr wirksames, und eben so sehr durch seine innere Kraft als durch seine schöne Lage anziehendes Bad! — Nach den älteren Analysen nahm man Schwefel in Form von Schwefelwasserstoffgas an, nach Fischer's neuesten Analysen enthält es außer einer sehr geringen Menge fester Salze wenig Stickgas und kohlensaures Gas und nur Spuren von Schwefelwasserstoffgas; seine Temperatur ist sehr lau. Seine vorzüglichste Kraft besitzt es gegen Hautkrankheiten, Hämorrhoidalbeschwerden aller Art, Menstrualverstopfungen, den weißen Fluß, Nervenkrankheiten mit sehr erhöhter Empfindlichkeit und einem die Nerven afficirenden Krankheitsstoff, z. E. psorischer oder gichtischer, oder skrofulöser Schärfe, auch bei den Folgen und Verjährungen venerischer Krankheiten. Sehr wohlthätig wirkt es bei Personen, die, vermöge ihrer Vollblütigkeit oder des hohen Grades von Reizbarkeit ihres Blutsystems, die Schwefelbäder von höherem Wärmegrad nicht vertragen können. — Es wird mehr zum Baden als zum Trinken benutzt, da ein schwacher Magen es selten verträgt. Doch, wo die Verdauungskraft stark genug ist, unterstützt der zugleich angewendete innere Gebrauch gar sehr den äußern. Ein sehr wesentlicher

Vorzug dieses, so wie der meisten Schlesischen Bäder, ist das herrliche Luftbad, was man zugleich genießt. Man lebt hier 1398 Fuß über der Meeresfläche erhaben, und genießt die reinste, von Mephitis und Animalität befreite, leichteste, ätherische Luft. Dies ist von unbeschreiblichem Einfluß für alle Nervenkranke und Hypochondristen, sie fühlen sich wohl und frei, ohne zu wissen warum, und schon allein durch ihr Daseyn; je mehr sie aus tiefliegenden oder feuchten Gegenden kommen, desto mehr ist dies der Fall. Auch bei Gichtkranken, die so sehr mit der Atmosphäre in Verbindung stehen, thut dies unglaublich wohl. Personen mit schwachen oder reizbaren Lungen können zugleich das auch in der Grafschaft Glaz gelegene Reinerzer Wasser mit vielem Nutzen trinken.

Warmbrunn.

Ein Quell, der sich ohne Bedenken an Aachen und Nenndorf anschließen kann! Nicht blos daß nach der chemischen Analyse ähnliche Bestandtheile, außer den flüchtigen Bestandtheilen nach Fischer's neuester Analyse, schwefelsaures, kohlensaures und salzsaures Natron, kohlensaure Kalkerde und Kieselerde darin enthalten sind; auch die medicinische Erfahrung hat ähnliche große Wirkungen davon beobachtet, und es kann in allen dort erwähnten Fällen gebraucht werden. In gichtischen Krankheiten, chronischen Rheumatismen, hartnäckigen Haut- und Drüsenkrankheiten, Lähmungen, Krampfkoliken, Metallvergiftungen, ist es ein treffliches Mittel. — Nie werde ich die Geschichte eines armen Fuhrmanns vergessen, der durch Strapazen und Erkältungen völlig contract an beiden Beinen worden war und nur mühsam mit Krücken gehen konnte, und der durch eine einzige 8 Wochen lang fortgesetzte Badekur zu Warmbrunn so vollkommen hergestellt wurde, daß er ohne Krücken völlig leicht und gut gehen konnte.

Baden bei Wien.

Dieser Quell gehört, theils durch seine Bestandtheile, theils durch seine Lage und die Nachbarschaft der Hauptstadt, zu den besuchtesten Bädern Teutschlands. Er ist reich an schwefelichten Bestandtheilen, sowohl in fester als flüssiger Gestalt, und ist hierin Landeck am ähnlichsten, nur reicher an Schwefelwasserstoffgas, obgleich er Aachen bei weitem nachsteht. Weniger reich ist er an salzigen, besonders laugenhaften Bestandtheilen, und in so fern kann man es als eines der reinsten und leichtesten Schwefelwasser betrachten. So zeigt es sich auch in der Wirkung. Es ist ein ganz vorzügliches Mittel bei Hautkrankheiten aller Art, und um überhaupt die Haut umzustimmen und ihre ganze Organisation zu verbessern. Eben so bei rheumatischen und arthritischen Uebeln, und bei leichten Graden von Drüsenkrankheiten und Verstopfungen, bei metastatischen Nervenkrankheiten, bei Blei- und Merkurialvergiftungen. Doch habe ich zu wenig eigne Erfahrungen, um bestimmter in seine Wirkungen eingehen zu können.

Eben diesen Standpunkt scheinen mir die Bäder zu Baden in der Schweiz zu haben, doch fehlen mir hier alle eigne Erfahrungen, um mehr darüber sagen zu können. So wie von Limmer bei Hannover.

Berka, Tennstedt, Langensalza.

In einem lieblichen Thale der Ilm, nahe bei Weimar, in dem Lande, was schon so viele Vorzüge der Natur und des Geistes in sich vereinet, hat die Natur nun auch noch einen ihrer herrlichsten Schätze, einen Quell der Gesundheit, aufgethan, damit es den Bewohnern dieser glücklichen Gegenden an nichts fehle. Es ist ein gehaltreiches Schwefelwasser, das seine heilsame Kraft schon an Vielen bewiesen hat, und nun auch durch Doebereiner's chemische und Kieser's medicinische Versuche wissenschaftlich begründet ist. Der edle Fürst dieser Gegenden, längst ausgezeichnet durch hohen Geist und Sinn für alles Große, so wie für Beförderung alles Guten und Nützlichen, hat auch schon für diesen Quell, trotz der ungünstigen Zeiten, alles Mögliche gethan. Es sind sehr bequeme und zweckmäßige Bäder, Einrichtungen zum Schwitz- und Dampfbad, angenehme Spaziergänge u. s. w. angelegt, und der durch den letzten Brand veranlaßte neue Aufbau des Städtchens läßt hoffen, daß auch für bequeme Wohnungen in der Nähe des Bades gesorgt werden wird. Die Gegend ist herrlich, ein romantisches, von schönen waldigen Bergen begränztes Thal, aus dem ganz in der Nähe des Quells, die Ruinen einer alten Burg hervorragen, und zu dem angenehmsten Spaziergang einladen. Eine schöne Chaussee führt ganz bequem in einer Stunde nach Weimar, und giebt dem Kurgast in diesem, mit so viel Reiz des Geistes und der Kunst ausgestattetem Orte, die interessanteste Nachbarschaft, die ihm reichen Genuß und Unterhaltung gewährt. Fürwahr, wenige Badeörter erfreuen sich solcher Vorzüge der Lage und Umgebung, und man weiß, wie wichtig solche zur Kur sind, besonders solcher Kranken, bei denen der Geist in gleichem Verhältniß mit dem Körper leidet.

Eben das läßt sich von der Wirksamkeit der neu entdeckten und angelegten Bäder in Tennstedt und Langensalza, beide in Thüringen, sagen. Sie gehören zu den kalten Schwefelquellen, und haben ihre Kräfte schon hinreichend beurkundet.

Selters.

Unter allen Mineralwassern ist wohl keines, was so allgemein auf dem ganzen Erdboden getrunken würde, als das Selterser Wasser. Nicht blos in allen Theilen Europens, sondern in Amerika, auf dem Vorgebirge der guten Hoffnung, in Batavia ist es bekannt und beliebt. — Der Absatz hat manches Jahr 1 Million 500,000 Krüge betragen.

Auch verdient es diese Auszeichnung vollkommen. Sein angenehmer Geschmack, die kühlend erfrischende und belebende Wirkung, die Anwendbarkeit, sowohl für die meisten Naturen, als in den meisten Krankheiten, und die ausgezeichnete Heilkraft in mehreren derselben, empfehlen es allgemein, und machen es Gesunden sowohl als Kranken werth.

Es ist ein einfaches salinisches Wasser, mit reichem Antheile von kohlensauerm Gas, frei von Eisen. — Daher wirkt es kühlend, reizend, erquickend, alle Secretionen befördernd, vorzüglich Urin= und Hautabsonderung, weniger die Darmausleerung, vorzüglich die Thätigkeit des Lymph= und Drüsensystems und der Lungen vermehrend, ist leicht verdaulich, sowohl für die ersten als zweiten Wege, und erregt keine Erhitzungen und Blutcongestionen.

Es ist daher sowohl für vollblütige und starke, als schwächliche Subjecte brauchbar, und bei allen Krankheiten von Unthätigkeit und Schwäche des Gefäßsystems, Verstopfungen, gehemmten Absonderungen und Ausleerungen, Hämorrhoidalbeschwerden, Leber- und Gallenkrankheiten, Gicht und Skrofeln, von vielem Nutzen, und, wenn es auch nicht überall als Hauptmittel zureicht, doch ein höchst schätzbares Nebenmittel.

Aber von ganz vorzüglichem Werthe und ein Hauptmittel ist es bei chronischen **Lungenkrankheiten**, und zwar der schwersten von allen, der Lungensucht. Hier, wo uns so oft die kräftigsten Mittel verlassen, und zwar eben weil sie zu heftig wirkend sind, hier leistet es die außerordentlichsten Wirkungen, und zwar bei allen Arten, sowohl der schleimichten, als der tuberkulosen, und der entzündlichen eiterigen Lungensucht. — In der ersten vermag es durch seine eigenthümlich reizende Wirkung die Kraft der erschlafften Gefäße und Schleimdrüsen zu beleben; in der zweiten die Drüsenstockungen aufzulösen, ohne eine entzündliche Reizung zu erregen, was so oft den Gebrauch anderer Auflösungsmittel verhindert; in der dritten die anomalische Absonderung in eine regelmäßige zu verwandeln, und dadurch die anfangende Suppuration, die anfangs gewöhnlich nur oberflächlich ist, zu heben. Ich sage dies Alles aus vielfacher Erfahrung, und ich könnte von allen Arten Beispiele vollkommen gelungener Kuren anführen. Ja selbst wenn die eiterige Lungensucht schon einen beträchtlichen Grad erreicht hat, kann es noch viel leisten, und ich trage kein Bedenken, zu behaupten, daß unter allen Mitteln gegen die Lungensucht, dieses, nebst der Eselsmilch und dem Isländischen Moos oben an stehe, aber auch unter diesen das Selterser Wasser dasjenige ist, was die allgemeinste Anwendung erlaubt, da bekanntlich bei manchem tuberkulosen Zustande die Milch nicht bekommt, und bei großer Reizbarkeit der Lungen das Isländische Moos schadet. Das Selterser Wasser aber scheint gerade die Verbindung und den Grad der Wirksamkeit zu enthalten, den diese Krankheit im Allgemeinen fordert, das heißt, sanfte Reizung und Belebung der Lungengefäße und Drüsen, ohne eine allgemeine Vermehrung des Blutumlaufs und Blutandrang nach den Lungen zu erregen. Am wohlthätigsten wirkt es hierbei vermischt mit dem dritten Theile warmer Milch, besonders Eselsmilch, wodurch die unmittelbare Reizkraft noch etwas gemildert und zugleich die wirksamen Bestandtheile mehr fixirt zu werden scheinen. — Nur bei großer Geneigtheit zum Bluthusten empfehle ich Vorsicht, da dieses Wasser wegen seines großen Reichthums an kohlensaurem Gas die ganz eigenthümliche Wirkung des letztern, Blutflüsse zu treiben, theilt, wobei aber eben auch die Beimischung warmer Milch das beste Verbesserungsmittel ist, wodurch ein Theil des Gases verflüchtigt wird. — Es versteht sich übrigens, daß, um die heilsamen Wirkungen zu erhalten, die Dosis nicht zu geringe seyn dürfe, und eine Flasche wenigstens jeden Tag getrunken werden müsse.

Bei allen Arten des Asthma, die von einer materiellen Anhäufung in den Lungen entstanden oder damit verbunden sind, leistet es ebenfalls vortreffliche Wirkungen. Dahin gehört das schleimige, tuberkulose und sanguinische, besonders diejenige Art, die durch unterdrückte, oder den Durchbruch suchende Hämorrhoidalcongestionen entsteht. Doch auch im letztern Falle muß man sich vor der Lungenblutung schützen und im Nothfalle durch einen Aderlaß sicher stellen.

Von nicht weniger herrlicher Wirkung ist es bei Nieren- und Blasenkrankheiten, Gries, Stein, Blasencatarrh, Blasenhämorrhoiden, Schwerharnen, und verdient auch hier den Ruhm des allgemeinsten Mittels. Es wird, wenn es auch nicht das Uebel heben kann, doch immer erleichtern, und die Schmerzen, die Blasenkrämpfe, die Beschwerden des Urinlassens vermindern. Aber in vielen Fällen wird es auch Radicalkur bewirken und wenigstens ein wesentliches Unterstützungsmittel der Radicalkur seyn. Dies gilt hauptsächlich von Stein- und Griesbeschwerden, wo der große Nutzen des kohlensauern Gas entschieden ist. Hier kann die Wirkung außerordentlich verstärkt und eine (beim Steine mit Recht so berühmte) Aqua mephitico-alcalina daraus bereitet werden, wenn man zu jedem Glase noch etwas kohlensaures Mineralalkali mischt.

Der einzige Fall, wo es nicht recht bekommt, ist bei sehr schwachem und zur Blähsucht geneigtem Magen, weil es da leicht eine lästige Flatulenz erregt.

In der Untersuchung dieses Brunnens von dem ehrwürdigen Westrumb*), dem Meisterstück einer chemischen Analyse, hat sich dennoch ein unendlich kleiner Antheil von Eisen vorgefunden, denn was entgeht dem chemischen Mikroskop dieses Mannes! Er ist aber so unbedeutend, daß er medicinisch gar nicht in Betracht kommt, und beim Verfahren geht er zuverlässig durch die Entweichung eines Theils von Kohlensäure ganz verloren.

Ein Hauptpunkt ist mir immer, nicht sowohl die Menge des in einem Mineralwasser enthaltenen kohlensauren Gases, denn diese kann in einem künstlich bereiteten die des natürlichen noch übertreffen, sondern die innigere Verbindung, das festere Anhängen an dem Wasser, wodurch es nicht allein außer dem Körper länger seine Kraft behält, sondern auch im Körper selbst seinen Geist nicht gleich im Magen verliert, und durch Blähungen wieder ausstößt, sondern ihn in die zweiten Wege, in die innere Mischung des Organismus selbst überträgt. — Und darin steht eben auch nach Westrumb's Untersuchung das Selterser Wasser oben an. Lange geöffnet hingestellt, behält es noch immer mehr Geist, als viele andere.

*) Westrumbs Beschreibung von Selters. Marburg 1813.

Ober-Salzbrunn in Schlesien.

Dieser Heilquell hat sich seit der ersten Erscheinung dieses Buches mir und vielen andern Aerzten durch so viele glückliche Erfahrungen seiner Wirksamkeit bewährt, daß ich ihm hier eine eigne Stelle anzuweisen schuldig bin. Er steht dem Selterser Wasser zur Seite, hat zwar weniger Kochsalz, aber dagegen mehr Glaubersalz, von welchem in dem ersten nur sehr wenig enthalten ist. Er übertrifft also noch jenes an auflösender, eröffnender, abführender und besonders urintreibender Kraft, und hat bei chronischen Brustbeschwerden Asthma, Lungensucht, Lungenknoten, Lungenverschleimung, desgleichen bei der Wassersucht und Krankheiten der Harnwege, die ausgezeichnetsten, oft außerordentlichsten Wirkungen gezeigt. Daher auch in den letzten Jahren die Zahl der Kurgäste ungemein zugenommen hat und noch jährlich steigt, wozu die herrliche Gegend und die dabei zu habenden Bergmolken viel beitragen, deren Mitgebrauch bei Lungenkrankheiten und andern Uebeln von so großem Werth ist.

Nach meiner Meinung (die durch mehrere Erfahrungen bestätigt ist), würden diejenigen Lungenkranken, denen bei phlogistischer Anlage und Neigung zu Bluthusten und entzündlichen Lungenaffectionen, auch bei Lungenknoten, der Gebrauch des Reinerzer Quells wegen der Eisentheile zu reizend und erhitzend ist, besser thun, ihr Heil in Salzbrunn zu suchen, da hingegen die, bei welchen mehr Atonie und Blennorrhoe der Lunge zum Grunde liegt, in Reinerz mehr Hülfe erwarten können. — Und so wäre also in Schlesien für beide Hauptarten der Lungensucht von der gütigen Natur auf das wohlthätigste gesorgt!

Sedlitz und Seydschütz.

Dies sind zwei sich fast völlig gleiche Purgirwasser, äußerst reich an Bittersalz, so daß man auf jede Tasse ein Quent rechnen kann. Ihre Hauptwirkung ist daher abführend, reinigend, schleimauflösend, ableitend, kühlend; doch wird es fast nie am Quell, sondern in der Entfernung getrunken, wobei man auch nicht viel verliert, da der Gehalt an kohlensaurem Gas nicht sehr bedeutend, und das darin enthaltene fest gebunden ist. Seine Vorzüge sind: einmal, daß es, wegen des, wenn auch nur geringen, ihnen beiwohnenden kohlensauren Gas abführt, ohne so zu schwächen, wie andere Salzabführungen, und ohne die Nerven so sehr anzugreifen, daher es sehr reizbaren, hysterischen Personen wohl bekommt; daß es aber dennoch eine sehr eingreifende, besonders in den zähen Schleim einwirkende Kraft besitzt, und daher zum Auflösen und Abführen große Wirkung thut, wo andere ähnliche Mittel nicht wirken wollen; ferner, daß es eben deswegen länger und anhaltender, in mäßigen Gaben (alle Morgen ein Glas) fortgesetzt werden kann, als gewöhnliche Salzauflösungen, ohne die schwächenden Wirkungen hervorzubringen, die jenen so leicht folgen. Und hierauf gründet sich ein auszeichnender Nutzen und Gebrauch dieses Wassers, bei langwierigen Congestionen des Bluts nach dem Kopfe, bei langwierigen Schleimanhäufungen und catarrhalisch-rheumatischen Affectionen desselben; bei jenen Hautschärfen, die wir oft bei jungen vollblütigen Personen, besonders weiblichen Geschlechts, wahrnehmen, und die hauptsächlich im Gesicht lästig werden; und bei hartnäckigen Verschleimungen und Wurmanhäufungen der ersten Wege. Insonderheit kann ich es aus vielfältiger Erfahrung bei dem Schwindel als eins der kräftigsten Ableitungsmittel empfehlen. Man kann dadurch manchen Aderlaß entbehrlich machen. In solchen Fällen kann dieses Wasser eine, zwei, ja drei Wochen lang, mit kleinen Unterbrechungen, fortgesetzt werden, und leistet oft die ausgezeichnetsten Dienste. Desgleichen zur Vorbereitung zu dem Gebrauch der Stahlwasser.

Púlna.

Das Púlnaer Wasser gehört ebenfalls zu den Bitterwassern, ist aber weit stärker an Gehalt von purgirenden Salzen als das Seydschützer und Sedlitzer und daher weit angreifender und heftiger wirkend als diese. Es kann daher keineswegs diesen gleichgestellt, oder für sie genommen werden, sondern es hat in manchen Fällen Vorzüge, in manchen Nachtheile. Vorzuziehen ist es bei reizlosen, phlegmatischen Subjecten, bei schwer zu erregendem unthätigen Darmkanal, bei zäher Verschleimung desselben, oder wo eine schnelle und kräftige Gegenreizung nöthig ist. Nachtheilig aber ist es bei sehr reizbarem Darmkanal, bei leicht beweglichen, sensiblen, zu Krämpfen geneigten, nervenschwachen Personen. Hier behauptet das Seydschützer Wasser unleugbar den Vorzug, da es sanfter wirkt; besonders wenn es lange fortgesetzt werden soll.

Schlangenbad.

Ein merkwürdiger Quell; denn, ohne chemisch auffallende Bestandtheile, besitzt er dennoch höchst wirksame, wohlthätige, ja einzige, Kräfte, die in einer feinen, vielleicht chemisch gar nicht erkennbaren, Mischung von Bestandtheilen begründet sind. Es zeichnet sich durch nichts als durch eine angenehme Milchwärme, durch eine höchst weiche, milde, gleichsam seifenhaftige Beschaffenheit, durch einen kaum bemerkbaren Salzgeschmack aus. Der sinnliche Hauptbestandtheil ist nur eine sehr geringe Quantität von kohlensaurem Natron und kohlensaurer Kalk- und Talkerde. Seine Wirkung ist erweichend, gelind erschlaffend, auflösend, reizmildernd, beruhigend, reinigend. Ich kenne daher kein Bad, was so ganz dazu geeignet wäre, jenen Arten von Nervenkrankheiten, besonders weiblichen, wohl zu thun, die gar keine Arzneimittel, gar keine Mineralwasser, genug gar nichts, was nur einigermaßen reizen könnte, vertragen, und wo die ganze Kur in möglichster Verminderung aller Reize und Besänftigung der krankhaft erhöhten Reizbarkeit besteht. Hier ist Schlangenbad ein wahres, einziges, nervenstärkendes Heilmittel, was oft Pyrmont und Driburg übertrifft. — Ferner bei Personen von sehr zarter, trockner und gespannter Faser, wo dieser Constitutionsfehler oft der Hauptgrund der erhöhten Reizbarkeit und der Nervenleiden, und ein gewisser Grad von Erschlaffung das beste Heilmittel ist. — Ferner bei Hautkrankheiten, besonders bei einer zu trocknen, rauhen oder harten Haut. Ferner bei Steifigkeiten der Glieder, und bei der uns allen drohenden Steifigkeit und Vertrocknung, die das Leben selbst herbeiführt, und die wir jetzt so oft durch zu geschwindes Leben beschleunigen. Ich wüßte kein Bad, was so ganz geeignet wäre, den Charakter der Jugend zu erhalten und das Altwerden zu verspäten, als dieses, und ich weiß es durch Erfahrung, daß ein mit gewissen Jahren angefangener, regelmäßiger, jährlicher Gebrauch desselben dem Alter Munterkeit, Geschmeidigkeit der Glieder und Kraft zu erhalten vermag.

Nehmen wir Alles zusammen, so erhellt, daß es ganz eigentlich dazu gemacht ist, ein Bad der Damen zu seyn; denn es giebt Schönheit, Jugend, feine, weiche, reine, lebendige Haut, Biegsamkeit und Leichtigkeit der Glieder; und dazu kommt die äußerst romantische Lage, und das schöne Klima jener Gegenden.

Von ähnlichen Wirkungen, doch etwas mehr eisenhaltig und weniger erweichend, ist Rehburg im Hannöverschen; durch sein romantisches, stilles, liebliches Thal höchst anziehend für kranke und gereizte Nerven.

Baden in Schwaben.

Wenn die bezauberndste Gegend, ein an vulkanischer Kraft reicher Heilquell, und die angenehmsten Einrichtungen zum Genuß und geselligen Vergnügen, heilsam auf die Gesundheit einwirken können, so kann es gewiß Baden; denn hier ist dies Alles in solchem Grade vereinigt, wie ich es nirgends gefunden habe. Häufig wird daher auch dieses Bad blos in der ersten und dritten Beziehung besucht, und man kann dagegen nichts sagen, denn solche Erheiterung und Erfrischung des Geistes und Sinnes, wie man hier findet, ist fürwahr auch ein Gesundheitsquell und für manche Krankheiten der beste. — Aber groß ist auch die physische Heilkraft des dortigen heißen Bades, weniger chemisch nachzuweisen, denn die freien Bestandtheile sind nicht bedeutend, beschränken sich nur auf einen mäßigen Gehalt von Kochsalz, — aber desto mehr organisch, in der Einwirkung auf das Lebende, wobei unstreitig die uns noch lange nicht genug bekannte Kraft der unterirdischen Hitze die Hauptrolle spielt. Alle Arten von Lähmungen, Contracturen, Gicht und Rheumatismen, Hautausschläge, Geschwüre, kalte

Geschwülste sind die Krankheiten, die hier vorzüglich Hülfe finden.

Man benutzt das Mineralwasser zwar vorzugsweise als Bad, aber auch als Getränk und dann nach Kölreuter's Angabe mit dem Zusatz eines eröffnenden Salzes (Natron carbonico-sulphuricum), — oder läßt Molken trinken, welche in einer besondern hierzu errichteten Anstalt bereitet werden.

Gastein und Pfäfers.

Sie gehören beide zu jenen geheimnißvollen, wenig chemisch erkennbare fixe Bestandtheile enthaltenden, und dennoch wunderbar kräftigen, belebten und belebenden, heißen Thermalquellen. Ihr Gebrauch leistet bei hartnäckigen Lähmungen, Contracturen, Stockungen, Schwäche der Generationsorgane, oft außerordentliche Wirkungen, und selbst auf die Thätigkeit und neue Belebung innerer Eingeweide und Auflösung innerer Verstopfungen, ist ihre Kraft groß, wie sich solches durch Hebung der habituellen Leibesverstopfung und durch die, besonders bei Gastein, nach einem vierzehntägigen Gebrauch oft freiwillig entstehende, kritische Diarrhoe, zeigt.

Das Seebad.

Die Errichtung der vortrefflichen Anstalt zu Doberan ist für Teutschland im eigentlichen Verstande ein neuer Gesundheitsquell geworden, indem dadurch die großen Heilkräfte der See, die uns so lange ungenutzt umgaben, erst zugänglich, ja für Viele erst bekannt worden sind. — Dank daher, inniger Dank dem menschenfreundlichen Fürsten, der uns diese Anstalt schenkte, und dem würdigen Vogel, der sie so trefflich einrichtete, und uns hier nicht allein einen Ort der Hülfe, sondern auch zugleich ein Muster einer in aller Rücksicht vortrefflichen Badeanstalt lieferte.

Was den Gehalt und die eigenthümlichen Kräfte des Seewassers betrifft, so habe ich mich hierüber schon bei frühern Gelegenheiten erklärt. Ich bin auch in Hinsicht seiner der Meinung, daß, obgleich die durch die Chemie daraus dargestellten Stoffe, vorzüglich das muriatische Natrum und der salzsaure Kalk, schon von großer Wirkung für den Organismus sind, sie doch keinesweges allein die Wirksamkeit des Seebades enthalten, sondern daß ihm, als Aufenthalt zahlloser organischer Wesen, und eben durch das Leben und Absterben derselben in ihm, noch eine Menge feiner, animalischer und flüchtiger Stoffe mitgetheilt werde, von denen die Chemie bisher nur unvollkommene Aufschlüsse gewährt hat, und die seine Reizkraft außerordentlich erhöhen. Sehr beachtenswerth ist die Entdeckung von Jod und Brom in dem Seewasser, den Seegewächsen und Seethieren. — Schon der besondere Geruch des Meers beweist ihre Gegenwart, und die ganze Atmosphäre bekommt dadurch eine ganz eigenthümliche Beschaffenheit, die sich durch den eigenthümlichen Charakter der organischen Natur in den Seegegenden, durch die Kraft und Frischheit ihrer Bewohner, durch die eigene Modification ihrer Krankheiten, so wie durch die Heilkraft derselben gegen andere, z. B. phthisische, auszeichnet. — Es ist ja sogar durch neuere Versuche, besonders unsers würdigen Hermbstädt, entschieden, daß selbst Salzsäure sich dabei verflüchtiget und der Atmosphäre beimischt, und man kann also mit Recht annehmen, daß in den Seegegenden nicht blos das Wasser, sondern auch die Luft gesalzen ist, und mit einem eignen Reiz auf den Organismus wirkt. Diese flüchtigen Bestandtheile, das innere und äußere Leben der See, der Wellenschlag, die dadurch hervorgebrachten elektrischen und magnetischen Strömungen*), die eigens modificirte

*) Ihre Gegenwart wird am besten durch das Leuchten der See dargethan, welches sich auf keine andere Weise befriedigend erklären läßt, wie der treffliche Humboldt selbst in seinen Ansichten der Natur annimmt. Und nach meiner Meinung ist dasselbe, was die See leuchten macht, genug eine

Luftbeschaffenheit — bilden ein Ganzes, in welchem zusammen eben der Grund der großen und eigentlichen Kraft des Seebades zu suchen ist, und woraus zugleich erhellt, daß das beste, künstlich bereitete, und alle chemisch bekannte fixe Bestandtheile des Seewassers enthaltende, Salzbad, noch kein Seebad ist.

Im Allgemeinen ist die Wirkung des Seebades reizend und belebend, zunächst für die Haut, demnächst aber besonders für das ganze Nerven-, Lymph- und Drüsensystem und die Secretionsorgane. Ohnerachtet es den ganzen Organismus in eine angenehme und belebende Thätigkeit versetzt, so sind doch unstreitig die Hautnerven diejenigen Organe, die am meisten davon afficirt werden, in denen sich die Kraft dieses Mittels am stärksten ausdrückt, und deren Anomalien demnach am kräftigsten dadurch gehoben werden. — Nächstdem aber ist die chemische Kraft der Salzsäure und des Mineralalkali, deren große Wirksamkeit auf den Organismus man kennt, hierbei mit in Anschlag zu bringen. Es können dadurch Umänderungen der Säfte und

höhere Sphäre der Naturthätigkeit, auch das, was jene unmittelbare, alles durchdringende Belebung hervorbringt, die man nach dem Seebad, in offner See genommen, empfindet, und die sehr viel Aehnlichkeit mit einer Elektrisation hat. Man tritt dadurch gleichsam auf einige Zeit in den Kreis dieses eigenen Naturlebens mit ein, wird ein Glied der großen Kette dieses organischen Ganzen, und genießt seinen unmittelbaren wunderbaren Einfluß.

Materien des Organismus und dadurch Verbesserungen mancher krankhaften Zustände bewirkt werden, welche sich durchaus nicht durch bloße Erregung erklären lassen. Ganz vorzüglich scheint es als chemische Potenz auf das Lymphsystem und die Lymphe zu influiren und sie zu durchdringen.

Die Krankheiten, worin ich das Seebad am wirksamsten, ja oft alle andere Mittel an Wirksamkeit übertreffend gefunden habe, sind die Nervenkrankheiten, Hautkrankheiten, Gicht und Rheumatismen, Lymph- und Drüsenkrankheiten, die Skrofeln.

Zuerst und mit Recht verdienen die **Nervenkrankheiten** genannt zu werden, denn hier ist die Kraft dieses Mittels groß und ausgezeichnet, ja oft einzig. Krämpfe aller Art, spastische und convulsivische, Migrainen, nervöse Zahnschmerzen, Brust- und Magenkrämpfe, Krampfkoliken, die Chorea, epileptische und kataleptische Zufälle, anfangende Lähmungen, sind dadurch, wie ich bestimmt weiß, vollkommen geheilt worden. Zuweilen freilich auch nicht, zuweilen ist selbst Verschlimmerung erfolgt. Mancher, dem das Seebad nicht geholfen hatte, wurde in Pyrmont, und Mancher, der Pyrmont ohne Nutzen gebraucht hatte, im Seebade geheilt. — Hier stoßen wir nun auf den wichtigsten, aber auch schwersten Punkt der Untersuchung, — die Hauptsache für den Praktiker — zu bestimmen, in welchem Fall und in welcher Modification der Nervenstimmung ist das Seebad passender, und in welchem Pyrmont oder überhaupt ein Eisenbad? — Meine Erfahrung hat mich darüber Folgendes gelehrt. In gewöhnlichen Fällen, ohne besondere Complication, oder Veränderung des Organismus, genug, wo es nur auf einen bestimmten Grad des belebenden Reizes fürs Nervensystem, oder auf eine Umstimmung desselben ankömmt, können beiderlei Bäder mit gleichem Nutzen angewendet werden, und beide helfen. — Aber ausgezeichnet und eigenthümlich passend hat mir das Seebad in folgenden Fällen geschienen: einmal, wo ein hoher Grad von irritabler Schwäche des Nervensystems vorhanden ist, welche der Reiz der an Kohlensäure reichen Eisenwasser zu stark angreift; ferner, wenn die Nervenschwäche mit Jugend, Vollblütigkeit und Reichthum an animalischer Wärme, oder Geneigtheit zu activen Entzündungen und Blutergießungen, verbunden ist, wo ebenfalls der Gebrauch der eisenhaltigen Wasser durch die Bluterhitzung und Turgescenz oft mißlich werden kann; und endlich, wenn die Nervenkrankheit vorzüglich in einer Schwäche und Anomalie des Hautnervensystems begründet, von ihr ausgegangen, und immer noch damit verbunden ist, woher dann entsteht, daß jede Erkältung, jede Veränderung der Atmosphäre sogleich im ganzen Nervensystem fühlbar wird und anomalische Reaction desselben hervorbringt. Dieser letztere Fall ist jetzt der häufigste bei unsern Damen, deren unbegreiflich dünne Bekleidung und an den Stand der Unschuld erinnernder Anzug, dem aber leider die Umgebung des Paradieses fehlt, durch die anhaltende Abkühlung zuletzt eine wahre Leblosigkeit der Haut und Unterdrückung ihrer so nothwendigen unmerklichen Ausdünstung hervorbringt, wodurch theils der ganze Organismus geschwächt, theils durch die Hemmung der Thätigkeit eines so beträchtlichen Theils des Nervensystems ein gestörtes Gleichgewicht und eine anomalische Reaction von innen hervorgebracht wird. Genug, ich trage kein Bedenken, zu behaupten, daß gerade in dieser, leider mehrentheils verkannten Ursache jetzt eine Menge Nervenübel allein ihren Grund haben, und eben gegen diese Klasse behauptet gewiß das Seebad den ausgezeichnetsten Rang, da es so ganz eigenthümlich auf die ursprüngliche Quelle der Krankheit unmittelbar einwirkt, und nicht blos die krankhafte Verstimmung des Nervensystems, sondern auch zugleich ihre Ursache aufhebt.

Ist hingegen die Nervenschwäche mit einem beträchtlichen Mangel an Lebenskraft, besonders im Blutsysteme und dem Herzen, verbunden, so daß die bei dem äußern Eindrucke des kalten Bades so nothwendige Gegenwirkung des Herzens von innen nach außen nicht kräftig genug erfolgen kann; ist ein Mangel von animalischer Wärme, von Blut, oder wenigstens von dem rothen Theile desselben vorhanden, oder ein chlorotischer, oder cachektischer Zustand mit der Nervenschwäche verbunden; dann sind gewiß eisenhaltige Mineralwasser mehr angezeigt und wirksamer.

Von der Hypochondrie und Hysterie gilt das Nämliche, was von den Nervenkrankheiten überhaupt gesagt wurde. Sind sie rein nervöser Art, so ist gewiß das Seebad eines der herrlichsten Mittel dagegen. Selbst wenn Unthätigkeit der Verdauungseingeweide, träger Stuhlgang, anfangende Stockungen im Unterleibe damit verbunden sind, kann dasselbe, indem es diese zugleich hebt, sehr nützlich seyn. Aber wenn wirkliche Verstopfungen oder wohl gar Verhärtungen der Unterleibseingeweide vorhanden sind, dann wird das Seebad nicht helfen, sondern, wie jedes kalte Bad, schaden.

Aber am allerausgezeichnetsten ist seine Kraft bei jener fürchterlichsten aller Nervenkrankheiten, der Epilepsie. Diese Krankheit, die gewiß der höchste Grad von anomalischer Nervenaffection, und dabei entschieden eine der unheilbarsten Krankheiten ist, findet dennoch im Seebade, verhältnißmäßig mehr, als in irgend einem andern Bade, Hülfe; und es ist merkwürdig, daß es darin das übrigens weit stärkere Pyrmont übertrifft*). — Ich habe einen

*) Es ist dies wieder ein auffallender Beweis, daß nicht der Grad, sondern das specifische (qualitative) Verhältniß der Mittel die Krankheiten heile. Hier, wo die Nervenaffection am stärksten ist, müßte man auch annehmen, daß die stärksten Nervenreizmittel die wirksamsten seyn müßten; — aber keinesweges. Das Opium hat noch keinen Epilepticus geheilt, ja es verschlimmert das Uebel und macht es unheilbarer. Hingegen Zinkblumen (ein in mancher neuern Materia medica ganz fehlendes Mittel), Hyoscyamus, Kupferpräparate, Valeriana, Orangeblätter, Mittel, die an Quantität der Reizkraft weit unter dem Opium stehen, heilen es. — Beweist dies nicht deutlich, daß es nicht auf die Stärke des Reizes, sondern auf die specifische Modification desselben ankommt, wodurch er der eben so specifisch geeigneten Verstimmung des Ner-

würdigen Geistlichen gekannt, der schon alle Mittel und Heilmethoden gegen diese Krankheit erschöpft hatte, der schon einigemal in Pyrmont, ohne allen Nutzen, ja mit Verschlimmerung des Uebels, gewesen war, und der endlich nach Doberan ging. Schon nach dem ersten Sommergebrauch fand er, daß die Zufälle seltener und schwächer kamen. Er setzte das künstliche Seebad zu Hause immer fort, und ging den folgenden Sommer wieder nach Doberan, und hierauf verlor sich die Krankheit ganz. Mir sind noch mehrere ähnliche Beispiele von epileptischen und cataleptischen Kranken bekannt. — Noch besonders aber muß die Chorea und das ganze Heer der unwillkührlichen Muskelbewegungen, eine besonders bei jungen Leuten in der Periode der Pubertätsentwickelung häufig vorkommende Krankheit, erwähnt werden, weil dieselbe, und zwar eben bei jungen Leuten, im Seebade ihr vorzüglichstes Heilmittel findet. Bei großer Empfindlichkeit dient die Anwendung in Regenbad und vorsichtigem Aufgießen auf den Kopf.

Bei allen hartnäckigen Localschmerzen (Nevralgieen) halte ich das Seebad für eins der wichtigsten Heilmittel. Man weiß, wie ausgebreitet und wie außerordentlich hartnäckig oft diese Klasse von Krankheiten ist, und ich brauche nur an den langwierigen Magenschmerz (gewöhnlich Magenkrampf

vensystems bei der Krankheit angemessen wird? Und eben so ist es mit dem Seebade. Das Pyrmonter Wasser, ein im Grade weit stärkeres Mittel, heilt sie nicht, und das Seebad heilt sie.

genannt), an das Lendenweh, Hüftweh, Leibweh (Colica chronica), an die chronischen Brustschmerzen (ohne Phthisis) und dann an den schrecklichsten von allen, den Gesichtsschmerz (Prosopalgia), zu erinnern. Wie oft erschöpfen wir alle Hülfe der Kunst vergeblich an einem solchen Uebel; wie oft übertrifft es die wichtigste allgemeine Krankheit an Hartnäckigkeit, und bleibt eine ewige Pein des Lebens, ohne das Leben selbst zu zerstören, — aber um so furchtbarer! — Gegen alle solche chronische Schmerzen, und vorausgesetzt, daß keine allgemeinen Contraindicationen vorhanden sind, halte ich überhaupt schon den Gebrauch des kalten Localbades, der Douche, für das Hauptmittel, aber noch ungleich wirksamer ist unstreitig der Gebrauch des Seebades, und am allerwirksamsten, wenn man es zu gleicher Zeit als allgemeines Bad, und dabei noch ein- oder zweimal des Tages als Douche auf den leidenden Theil, anwendet. Die langwierigsten Leiden der Art können hier dennoch gründlich gehoben werden, wie ich dies durch viele Erfahrungen belegen kann.

Bei Rheumatismen und Gicht ist dies Mittel ebenfalls schätzenswerth, aber der Gebrauch ist nur mit Vorsicht und gehöriger Bestimmung der Umstände zu machen, weil man sonst außerordentlich dadurch schaden kann. Je mehr diese Affectionen das Nervensystem zum Sitze gewählt haben (Nervengicht), desto mehr paßt das Seebad; je mehr hingegen den materiellen Theil des Organismus (materielle Gicht), desto weniger. Bei festen, langwierigen, auf einer Stelle verharrenden Affectionen der Art, ist es passend, aber keinesweges bei mobilen und herumschweifenden, am wenigsten, wenn das Uebel zuvor einen innern oder wichtigern Theil zum Sitz gehabt hatte, wo man mit Recht fürchten muß, daß es durch das Bad von dem weniger wichtigen Theile verjagt und auf den edlern getrieben werden möchte. — Am zweckmäßigsten und wohlthätigsten ist es gewiß in den beiden Fällen, einmal bei der rheumatischen Disposition, und zwar außer dem Paroxysmus, um die Anlage aufzuheben, und dann bei chronischen Rheumatismen nach langer Dauer, wenn sie nur noch durch Schwäche und Habitus anhalten. — Bei wirklicher Gicht ist die Anwendung immer mißlich, und da sind unstreitig die warmen Bäder, alkalischer oder schwefeliger Art *), oder auch das Seebad erwärmt, passender. — Ueberhaupt aber ist es als Regel ohne Ausnahme anzumerken, daß bei allen Krankheiten dieser Klasse der Anfang mit lauwarmen Seebädern gemacht werden und nur erst allmählich und mit Vorsicht zu den kalten übergegangen werden müsse.

Aber von ganz vorzüglichem Nutzen ist es bei jenem pathologischen Zustande, der in der beständigen Geneigtheit zu Erkältungen und Erkältungskrankheiten (Catarrhen, Schnupfen u. s. w.) besteht. Es ist eigentlich eine krankhafte Beschaffenheit der Haut, und zwar eine kränkliche

*) Ich erinnere an die völlige Heilung des hartnäckigsten ischiadischen Uebels, welche durch bloße warme Kochsalzbäder bewirkt wurde. S. Journal der pract. Heilkunde X. Band.

Empfindlichkeit derselben, wodurch es geschieht, daß sie jede Veränderung der äußern Temperatur, ja im hohen Grade sogar die barometrischen (nicht einmal durch die Sinne wahrnehmbaren) Veränderungen der Atmosphäre, sogleich percipirt, dadurch in ihrer Function gestört wird, und diese Störungen innern Theilen mittheilt. Die Ursache ist gewöhnlich zu warmes Verhalten in der Jugend, oder sitzendes Stubenleben und Verwöhnung der Haut, und es ist eine der lästigsten Krankheitsanlagen, indem sie uns in beständiger Abhängigkeit von Wind und Wetter erhält. Hier kann nun, so wie überhaupt das kalte Bad, so ganz besonders das Seebad helfen und die wohlthätigste Umstimmung und Abhärtung der Haut bewirken.

Sein Nutzen bei Skrofeln ist schon alt und schon vom Russel längst anerkannt. Ich verstehe aber darunter nicht blos den Zustand der Drüsenverhärtungen und Knoten, die man gewöhnlich Skrofeln nennt, sondern die Skrofelkrankheit*), d. h. den Zustand des lymphatischen und Drüsensystems, der den Grund dieser Skrofeln enthält, aber auch noch unzählige andere Uebel, Schärfen, Hautausschläge, Geschwüre, Augenkrankheiten, Wasseranhäufungen u. s. w. erzeugen kann. Es ist eine der häu-

*) Ueber diesen wichtigen Unterschied zwischen Skrofeln und Skrofelkrankheit, so wie über den wesentlichen Grund der Krankheit verweise ich auf meine Preisschrift: Ueber die Erkenntniß und Heilung der Skrofelkrankheit. Dritte Auflage.

figsten Krankheiten oder vielmehr Krankheitsanlagen der Kinder, aber sie dauert auch bis in die spätern Lebenszeiten fort, und kann noch spät die traurigsten Folgen erzeugen. Das Seebad ist gewiß eines der wirksamsten Mittel dagegen, und um so schätzenswerther, da die Mittel zur Austilgung jener Anlage, der Skrofelkrankheit, so selten sind, und sich die meisten sogenannten Skrofelmittel mehr auf Hebung einzelner Symptome beschränken. Es scheint ganz dazu geeignet, dem lymphatischen Systeme den Grad von Ton und jene qualitative Stimmung wieder zu geben, die jenen pathologischen Zustand aufzuheben vermögen. Der Grund mag in der vereinigten Wirkung des kalten Bades (denn nur so gebraucht, leistet es in dieser Krankheit seine volle Wirkung) und der Salzsäure liegen, die diesem Zustande ganz besonders angemessen zu seyn scheint, da selbst alle Präparate, welche sie enthalten, dabei eine ausgezeichnete Wirksamkeit äußern.

Endlich verdient es auch bei chronischen Hautkrankheiten empfohlen zu werden; doch mit der Vorsicht, daß vorher ein gehöriger Gebrauch innerlicher Mittel gemacht, und die Krankheit nur noch bloße Localkrankheit sey, und auch dann, daß man erst mit erwärmten Seebädern anfange, und allmählich zum kalten übergehe.

Bei chronischen Geschwüren insonderheit ist es von großem Werth. Man scheint mir überhaupt die Kräfte des kalten Wassers, besonders als Douche angewendet, dabei nicht genug zu kennen und zu benutzen, und doch kann ich versichern, daß ich schon oft die hartnäckigsten Fußgeschwüre durch nichts, als das tägliche mehrmals wiederholte Eintauchen in kaltes Wasser, geheilt habe; und es ist sehr begreiflich, daß das chemisch noch mehr Reizkraft enthaltende Seewasser, auf diese Art angewendet, noch ungleich größere Wirkungen leisten müsse.

Gewiß ist es, daß die Wirkung der Kälte und der dadurch in der Haut erregten wohlthätigen Erschütterung einen bedeutenden Antheil an der Kraft des Seebades hat. Denn wir sehen deutlich, daß bei der Anwendung des warmen Bades die Wirkung bei weitem nicht so heilsam, ja zuweilen entgegengesetzt ist; und es bleibt ewig wahr, nur der gebraucht das wahre Seebad, der es frei, in offner See, im Leben der wogenden Wellen, genießt.

Hier also noch ein Paar Worte über die Wirkung und Anwendung des kalten Bades, die uns ebenfalls in den letzten Jahren durch einseitige Schulbegriffe so sehr entstellt, ja fast ganz entrückt worden ist. — So gewiß es ist, daß ein langer Aufenthalt in der Kälte zuletzt alle Lebensthätigkeit unterdrückt, so gewiß ist es auch, daß der momentane Eindruck derselben die Lebensenergie erhöht, und die Empfänglichkeit für andere Reize vermehrt. Außerdem wirkt er selbst, wenn der Abstand zwischen der Temperatur des Körpers und des Mediums beträchtlich ist, als eine gewaltsame Erschütterung, als einer der heftigsten Reize für das sensorielle System, so, daß derselbe an durchdringender Wirksamkeit oft alle andere Reize übertrifft. Dies alles sind entschiedene Thatsachen, auf alte Erfahrung gegründet, und durch sie, trotz aller hypothetischen Widersprüche, immer von neuem bewährt. — Daher ist das kalte Bad, was ebenfalls entschiedene Erfahrungssache ist, ein so herrliches Mittel, einmal bei den höhern Graden von Schwäche, die an Lähmung grenzen, sie mögen allgemein oder partiell seyn, ja bei wirklichen Lähmungen, und zweitens, bei allen Krankheiten des sensoriellen Systems, die in einer Verstimmung oder anomalischen Thätigkeit begründet sind, (Chorea, Epilepsie, Katalepsie, Idiosynkrasie, Wahnsinn ꝛc.), wo eben ein gewaltsamer, erschütternder Reiz oft das einzige Mittel bleibt, um eine Umstimmung hervorzubringen. Nächstdem lehrt auch die Erfahrung, daß bei der skrofulösen Diathesis und ihren Folgen, kalte Bäder immer viel heilsamer wirken, als warme. Bei dem Seebade tritt nun der große Vortheil ein, daß der beträchtliche Antheil salzigter und anderer reizender Bestandtheile, die beständige Bewegung ꝛc. es qualitativ weit reizender machen, als ein Bad in süßem kaltem Wasser, wodurch auch der Nachtheil der zu großen Reizverminderung durch Entziehung des Wärmestoffs zum Theil compensirt wird. Daher schon die alltägliche Erfahrung, daß man nach einem kalten Bade in süßem Wasser frostig ist, in Seewasser hingegen warm. Noch auffallender zeigt sich dies in der merkwürdigen Beobachtung, welche Capitain Bligh machte, als er mit sechs Matrosen in einem offnen Boot auf der Südsee den Wellen Preis gegeben, sechs Wochen lang, bis er nach

Batavia kam, fast unaufhörlichem Regen ausgesetzt war, und er nebst seiner Mannschaft so zuletzt davon durchkältet wurden, daß mehrere das Fieber bekamen. Hier gerieth er auf den Einfall, das von Regenwasser durchnäßte Hemd in Seewasser einzutauchen und auszuwaschen, und nun vom Seewasser durchdrungen wieder anzuziehen, und er empfand davon die wohlthätigste Erwärmung. Dies wiederholten sie nun immerfort, und so wurde das Seewasser das Mittel, die nachtheiligen Wirkungen des Regenwassers aufzuheben. — Es erhellet hieraus, daß das kalte Seebad den Vorzug vor dem kalten Bade in süßem Wasser hat, daß es schwächliche Personen benutzen können, die dieses nicht vertragen würden, daß man länger darin ohne Nachtheil verweilen kann, als in süßem kaltem Wasser, und daß man überhaupt alle Nachtheile der Kälte weniger darin zu fürchten hat. — Doch bleibt immer die Regel die beste, welche auch Hr. Vogel in Doberan eingeführt hat, nur etwa 6 bis 8 Minuten darin zu bleiben, und dabei unter beständiger Bewegung das Aus- und Eintauchen des Körpers öfters zu wiederholen.

Hieraus ergeben sich auch die Fälle, wo das Seebad nicht tauglich ist. Es sind dieselben, wo das kalte Bad überhaupt nicht paßt: große, allgemeine Schwäche, besonders des Herzens und Circulationssystems, wo es an der nöthigen Reaction von innen nach außen fehlt, Vollblütigkeit, örtliche Schwäche edler Theile und Geneigtheit zu Blutcongestionen, besonders zu Blutschlag und Bluthusten; Verstopfungen und Verhärtungen innerer Eingeweide.

Mit Vergnügen bemerken wir, daß sich immer mehr Anstalten zum Gebrauch des Seebads an der Küste bilden. Die Anstalt zu Norderney in Ost-Friesland, zu Wangeroge im Herzogthum Oldenburg, auf der Insel Helgoland, zu Cuxhaven am Ausfluß der Elbe, zu Travemünde bei Lübeck und zu Swinemünde in Pommern verdienen die rühmlichste Erwähnung. —

Vorzüglich aber die schöne Anstalt zu Putbus auf der Insel Rügen, die durch die Freigebigkeit des Fürsten von Putbus und die Thätigkeit des verdienten früheren Badearztes Herrn **Dr.** Hecker schon einen hohen Grad von Vollkommenheit erreicht hat, und in den romantischen Gegenden dieser herrlichen Insel Vorzüge findet, die in Seebädern selten sind.

Hier muß auch der Soolbäder gedacht werden, um deren Nutzen sich Hr. **Dr.** Tolberg zu Schönebeck und der sel. Reil zu Halle große Verdienste erworben haben. Sie sind ausgezeichnet treffliche Heilmittel bei hartnäckiger Gicht und Rheumatismen, Skrofeln, Hautkrankheiten und Lähmungen, und können, wie ich aus Erfahrung weiß, in diesen Krankheiten noch Hülfe leisten, wo nichts helfen wollte. — In Frankenhausen ist ein ähnliches entstanden, was sich auch schon durch Wirksamkeit ausgezeichnet hat.

Zusätze eines Ungenannten*).

Unstreitig hat ein praktischer Arzt, der sich nicht beständig an der Mineralquelle aufhält, mehrere Vortheile vor dem Brunnenarzt, die ihn in den Stand setzen, über den Werth und die Wirkungen eines dergleichen Wassers mit größerer Sicherheit als selbst der Brunnenarzt zu urtheilen. Er kennt

*) Um meinen Bemerkungen noch mehr Zuverlässigkeit und Vollständigkeit zu geben, habe ich einen der ersten, ältesten und erfahrungsreichsten Praktiker Teutschlands, dessen persönliche und genaue Bekanntschaft mit diesen Quellen, dessen vieljährige vorzügliche Aufmerksamkeit auf diese Klasse der Hülfsmittel, dessen lange und ausgebreitete Praxis unter höhern und Bäder brauchenden Ständen, und dessen tiefer, ächt praktischer, durch Gelehrsamkeit und Erfahrung gleich ausgebildeter Sinn ihm hierüber eine entscheidende Stimme geben — gebeten, sie mit seinen Zusätzen zu begleiten und seine Erfahrung mit der meinigen zum Besten der Wahrheit und des medicinischen Publicums zu verbinden. Er hat die Güte gehabt, meine Bitte zu erfüllen, und ich habe das Vergnügen, sie hier mitzutheilen.

meistentheils auch die Krankheiten, in denen er das Wasser verordnet, in ihrem ganzen Umfange besser, als der Brunnenarzt, hat ihre Entstehung genau beobachtet und ihre Ursachen bestimmter ausgemittelt, als dieses von dem Brunnenarzt nach einer kurzen Untersuchung geschehen kann. Ueberdies hat er den Vortheil, die Wirkungen der verschiedenen Mineralwasser bei mehreren seiner Kranken mit einander zu vergleichen, und daraus ihre Anwendbarkeit in einzelnen Fällen besser zu bestimmen. Auf der andern Seite genießt ein Brunnenarzt den Vorzug, daß er durch Wirkung des Wassers auf die Kranken während der Kur, auch die Beschaffenheit des Uebels oft genauer bestimmen, und überhaupt, durch die Menge ihm vorkommender Krankheiten, einen glücklichen praktischen Blick bekommen kann. Er kann daher auch dem ordentlichen Arzte des Kranken sehr gute Anleitung zu der künftigen Behandlung geben. Nur wäre zu wünschen, daß manche Brunnenärzte es nicht für ihre Pflicht oder für ihren Privatvortheil nützlich hielten, die Kranken mit einer Menge Recepten zu versehen, welche sie nur irre machen, ob solche sich gleich oft nur auf einige abführende und magenstärkende Mittel einschränken.

So große Fortschritte auch die Scheidekunst in unsern Tagen gemacht hat, so kennen wir doch noch bei weitem nicht alle wirksame Bestandtheile der Mineralwasser. Es zeigen uns dieses die vortrefflichen Wirkungen einiger Mineralwasser, die wenig oder gar keine durch unsere Untersuchung zu bestimmende fremdartige Bestandtheile enthalten. Es haben daher auch die natürlichen Mineralwasser aus mehreren in der Abhandlung angeführten Gründen einen großen Vorzug vor den künstlichen. Vorzüglich haben diese letztern, besonders die in den Pariser und ähnlichen Anstalten verfertigten, einen zu großen Ueberfluß von Luft und ähnlichen flüchtigen Bestandtheilen, die aber nicht innig mit dem Wasser verbunden und in solchem aufgelöst, sondern ihm gleichsam nur mechanisch beigemischt sind. Sie entwickeln sich daher zu schnell, bringen oft dadurch üble Wirkungen hervor; man entbehrt bei dem Gebrauch solcher Wasser der vortrefflichen Wirkung einer langsamen Entbindung der Kohlensäure u. s. w. in dem Körper. Dieses letztere macht vielleicht, daß einige Quellen, in denen die Kohlensäure fester gebunden ist, vor andern, die viel mehr freiere Kohlensäure enthalten, in manchen Krankheiten einen Vorzug haben. Ich glaube dieses z. B. bei dem Weinbrunnen in Schwalbach, in Vergleichung mit dem dortigen sogenannten Stahlbrunnen beobachtet zu haben. Vornehmlich aber können alle warme und laue Mineralwasser nur sehr unvollkommen nachgeahmt werden, da sie alle den ihnen mitgetheilten künstlichen Grad von Wärme bei weitem nicht so lange, als die natürlichen Mineralwasser behalten. Es ist dieses ein sehr bemerkenswerther Umstand. Ein bis auf 80 Grad R. erhitztes, gewöhnliches Wasser friert im Winter in kurzer Zeit, da mehrere kaum laue Stollen- oder wirkliche Mineralwasser erst nach langer Zeit, oder gar nicht frieren. Dieses kann blos davon herrühren, daß der Wärmeſtoff in dieſen Waſſern weit genauer und inniger aufgelöſt iſt.

Es ſcheint mir thöricht, den Werth eines Mineralwaſſers, und ſeinen Vorzug vor andern, unbedingt nach der Menge der in ihm enthaltenen, durch unſere chemiſchen Unterſuchungen entdeckten, Beſtandtheile zu beſtimmen, und darüber ſogar Streitigkeiten zu führen. Blos praktiſche Erfahrungen können nach meiner Ueberzeugung dieſes beſtimmen. Zuweilen iſt ſelbſt die Menge von wirkſamen Beſtandtheilen in einem Waſſer eine Urſache, die uns bewegen muß, einem weit ſchwächern Mineralwaſſer in einem einzelnen Falle den Vorzug zu geben. Dieſes gilt nicht nur von dem innerlichen Gebrauch, ſondern ſelbſt von den Bädern. Perſonen, die in Krankheiten, bei denen ſtärkende oder auch Schwefelwaſſer angezeigt ſind, ſich der ſtärkern Quellen dieſer Art bedienen, haben von ſolchen oft weit weniger Nutzen, als von ſchwächern Quellen. Ich habe dieſes z. B. in Vergleichung mit Pyrmont und Lauchſtädt beobachtet. Man vergleiche in dieſer Rückſicht die Mineralwaſſer mit den verſchiedenen Arten der Weine, z. B. einen alten Rheinwein mit einem leichten Würzburger.

Eine Art der Unterſuchung des Mineralwaſſers, die mir ſehr zu empfehlen ſcheint, iſt die Prüfung deſſelben durch die äußern Sinne, und deren Vergleichung darnach mit andern Mineralwaſſern. So wie ein Weinkenner die Güte und Stärke der Weine durch die Sinne genauer, als durch andere Unterſuchungen beſtimmt, ſo kann man vielleicht das größere oder geringere Verhältniß der Kohlensäure, ihre freiere oder innigere Verbindung, ein leichtes Verhältniß von Schwefel, Luft u. s. w. durch den Geschmack u. s. w. weit besser, als durch chemische Untersuchungen, obgleich nicht dem Maaße nach, bestimmen, sonderlich wenn die chemischen Untersuchungen nicht unmittelbar an der Quelle angestellt worden.

Es ist sehr tadelnswerth, daß manche Brunnenärzte in Ansehung der Diät ihrer Kranken zu nachsichtig sind, und auch vielleicht, um sich ihren Kranken gefällig zu machen, mit der Quantität des Wassers spielen.

Die Nachwirkung der Mineralwasser ist unläugbar, und man darf daher nicht über die Aerzte spotten, welche ihren Kranken versichern, daß sie erst nach einigen Monaten die guten Wirkungen der Kur empfinden würden. Ich weiß mehrere Beispiele davon. Kranke, die den Badeort mit Widerwillen wegen der üblen, die Kur begleitenden Zufälle verließen, wurden wider ihr eigenes Vermuthen nach einigen Monaten hergestellt. Dieses zeigt die Nothwendigkeit eines guten Verhaltens nach der Kur, und man thut auch Unrecht, wenn man nach solcher zu viel Mittel ohne Noth verordnet.

Warme Wasser, z. B. das Karlsbader und Töplitzer, können auch im Winter, und sonderlich ersteres, bei Krankheiten der Urinwege mit Nutzen gebraucht werden.

Eine zu große Hitze der Jahreszeit ist im Gegentheil in manchen Krankheiten bei dem Gebrauch warmer Mineralquellen sehr schädlich. Man thut besser, die warmen Bäder auszusetzen. — Ich habe Ursache, die nur einmal des Tages genommenen Bäder den doppelten, wodurch manche Kranke den Nutzen zu verdoppeln trachten, weit vorzuziehen; auch das in den Körper bei dem Bade aufgenommene Mineralwasser muß Zeit haben, verdauet zu werden. Erhitzung und Abspannung sind die Folge eines entgegengesetzten Verfahrens.

Auch ich habe den Schaden der Spritzbäder bei Blutflüssen des Unterleibes mehreremal beobachtet, und daraus Vermehrung des Abgangs, auch hartnäckige Durchfälle entstehen sehen. Dieses geschah selbst zu Pyrmont.

Obgleich die eisenhaltigen Mineralwasser zu der Zeit des periodischen Abgangs der Reinigung schädlich sind, so kann man doch dagegen die warmen Mineralwasser, sonderlich in dem Fall, wenn die Schmerzen und Krämpfe dabei stark sind, mit Nutzen gebrauchen. Ich habe dies besonders von dem Trinken des Karlsbader Wassers, und dem Gebrauch der Töplitzer Bäder von einer sehr mäßigen Temperatur beobachtet.

Daß im Allgemeinen die eisenhaltigen Mineralwasser bei Brustkrankheiten schädlich sind, ist gewiß. Unterdessen hat mir doch das Pyrmonter und Egerwasser, mit Milch, vorzüglich mit Eselsmilch, bei einigen Lungenkrankheiten, sonderlich nach aufgegangenen Geschwüren, sehr genützt. Auch glaube ich, bei Anlagen zur Lungensucht, die von erschlafften Drüsen ihren Ursprung nahmen, von dem vorsichtigen Gebrauch eisenhaltiger Mineralwasser großen Nutzen gesehen zu haben. Ich habe sie aber allemal mit Milch vermischen lassen.

Daß Hamilton zu weit geht, wenn er die guten Wirkungen vieler Mineralwasser meistens nur ihren purgirenden Eigenschaften zuschreibt, ist gewiß. Allein es ist eine nachtheilige Folge des Hangs unseres Zeitalters, unbedingt einem Systeme zu folgen, wenn man entweder den Gebrauch abführender Mineralwasser gänzlich vernachlässigt, oder die gelinder wirkenden Wasser nur in einer solchen Dosis giebt, daß sie unmöglich eine abführende Wirkung leisten können. Man muß sodann die Oeffnung durch andere Arzeneien erkünsteln, welche die Wirkung des Mineralwassers stören. So billige ich den Gebrauch der Weinsteinsäure bei dem Karlsbader und andern ähnlichen Wassern nicht, da solche hauptsächlich durch ihren alkalischen Bestandtheil wirken sollen. Läßt man auflösende Wasser einige Wochen lang, ohne daß sie eine purgirende Eigenschaft zeigen, gebrauchen, ja geht man sogleich darnach zu dem Gebrauch starker eisenhaltiger Wasser über, so entstehen daraus Beschwerden, welche den Nutzen der ganzen Kur vereiteln. Ich habe darnach nicht nur die Verstopfungen der Eingeweide sich vermehren, sondern auch eine hartnäckige Hartleibigkeit, oder im Gegentheil langwierige Durchfälle erfolgen sehen.

Bei derjenigen Unfruchtbarkeit, die ihre Ursache in Stockungen in den Eingeweiden, vorzüglich der Gebärmutter selbst, hat, leistet auch der Gebrauch des Karlsbades, so wie auch das Emserbad, viel Dienste. Letzteres aber ist auch n andern, in der Abhandlung angegebenen Fällen der Unfruchtbarkeit, wo das Pyrmonter oder wieder das Schlangenbad nützen, dienlich. Bei der Art der Hypochondrie, wo in der Abhandlung das Karlsbad empfohlen wird, leisten vorzüglich die schwachen eisenhaltigen Quellen, als Bäder gebraucht, viele Dienste.

Ich habe von dem Gebrauch, besonders von dem lange fortgesetzten von kalten Mineralwassern bei Kranken, die an einer unausgebildeten oder herumziehenden Gicht litten, sehr schädliche Folgen gesehen. Der Magen wurde dadurch so geschwächt, daß sich die Gicht nach ihm warf, und daraus höchst gefährliche Zufälle entstanden. Ich habe dies von dem Egerwasser, das man im Winter fort trank, noch mehr als von dem Pyrmonter Wasser beobachtet.

Ich kann die guten Wirkungen der Salzquellen bei Pyrmont in Hautkrankheiten aus meinen Erfahrungen bestärken. Daß sie ein gutes Vorbereitungsmittel zu dem Pyrmonter Wasser in manchen Fällen sind, ist gewiß; ich glaube aber, daß diejenigen Patienten irren, die dieses Wasser täglich bei dem Pyrmonter Wasser brauchen, weil durch das viele Küchensalz u. s. w. offenbar die stärkende Wirkung des Eisens geschwächt wird.

Daß das Pyrmonter Wasser mit Milch, unter gehöriger Vorsicht, auch bei manchen Lungensüchtigen und Anlagen zur Lugensucht gebraucht werden könne, habe ich schon oben erinnert. Vorzüglich gilt dieses auch, wenn es entfernt von dem Kurort gebraucht wird.

So schön auch und einzig in ihrer Art die Brunnenallee in Pyrmont ist, so weiß ich doch Beispiele, daß der Aufenthalt darin manchem Kranken wegen ihrer Feuchtigkeit schädlich gewesen ist.

Die Menge der in dem Driburger Wasser enthaltenen Kohlensäure ist so groß, und es entwickelt sich solche mit so vieler Schnelligkeit, daß ich in den Fällen, wo man das Pyrmonter Wasser mit Behutsamkeit gebrauchen muß, noch eine größere Behutsamkeit bei dem Gebrauch des Driburger Wassers nöthig gefunden habe, selbst wenn man es nicht an der Quelle trank.

Brückenau hat durch seine Lage und durch die Art, wie die Gebäude und Gärten angelegt sind, sehr viel Annehmlichkeiten. Der Hauptquell nähert sich, nach meinen Erfahrungen, in seinen Wirkungen dem Schwalbacher Wasser. Man hat aber einen noch schwächern, und einen andern, dem Selterwasser gleichenden, Quell, welcher letztere, da das Selterwasser so wenig an der Quelle getrunken wird, vielleicht die Stelle desselben auch in Lungenkrankheiten ersetzen könnte. Die meisten Gäste wohnen in großen Gebäuden bei einander. Diese Einrichtung hat in Ansehung der Oekonomie viel Vortheile, ist aber für solche Kranke, welche die Ruhe lieben und bedürfen, zuweilen lästig. Wegen des Reizes, den der Aufenthalt zu Brückenau hat, ist es zu wünschen, daß diese Anstalt unterhalten werden möge. Sie sehr zu erweitern, würde ich, so wie bei mehrern Mineral-Quellen, nicht rathen, weil man sie doch nie zu Brunnenörtern des ersten Ranges erheben wird, und große Summen hineinzustecken, bei der immer zunehmenden Anzahl von Brunnenörtern, nicht eben finanzmäßig zu seyn scheint. Es hat mir geschienen, als mangele es in der Brückenauer Gegend an Oertern, wohin man von Brückenau aus, kleine Spazierfahrten machen könne.

Bei Krankheiten, wo eine langsame und anhaltende Wirkung erfordert wird, sollte man in Schwalbach mehr Rücksicht auf den Gebrauch des dortigen sogenannten Weinbrunnens nehmen. Die Badeanstalten sollten auch besser seyn*).

Die Liebensteiner Quelle liegt sehr reizend. Ich habe sehr gute Wirkungen bei Schwäche, Nervenübeln, Neigungen zu Blutungen und manchen Gichtkranken davon gesehen. Würde die Anzahl der Gäste sehr groß, so glaube ich nicht, daß die Menge des Wassers hinreichen würde. Dieses ist ein Mangel, den diese Quelle mit mehrern gemein hat, und der zu Verfälschungen und Vermischungen des Wassers bei den Bädern Anlaß giebt. Das, was ich oben von Brückenau wegen der Gebäude gesagt habe, gilt auch von hier. Beide Kurörter dienen vorzüglich denen, welchen ein Aufenthalt an einem großen Badeorte nicht behagt.

*) Daß gegenwärtig in Schwalbach ein Badehaus mit gut eingerichteten Badeanstalten besteht, ist bereits schon früher erwähnt worden.

Lauchstädt hat ein schwaches eisenhaltiges Wasser, in dem man wenig andere Bestandtheile durch die chemischen Untersuchungen entdeckt, und woraus die Kohlensäure sehr bald entweicht. Es kann daher innerlich nur wenig gebraucht und nur von sehr starken Magen verdauet werden. In Bädern leistet es aber, trotz der geringen Quantität von den uns bekannten Bestandtheilen, bei der Gicht, allgemeiner Erschlaffung, Nervenschwäche u. s. w. großen Nutzen. Nur ist zu bedauern, daß der daselbst eingerissene Luxus bei mehrern Personen die Wirkungen der Kur schwächt und zerstöret. Die Anstalten zur Douche sind sehr gut und desto schätzbarer, da dergleichen Einrichtungen an so vielen, weit stärkern Quellen mangeln. Daß man dem Wasserbehälter für die Bäder eine so große Oberfläche gegeben hat, befördert die Entweichung der Kohlensäure und den Niederschlag des Eisens. Ich habe bei dem Gebrauch der Bäder oft andere passende Wasser, als Spaawasser, Pyrmonter- oder Egerwasser trinken lassen.

Ein nicht weit von Lauchstädt zu Bibra befindliches eisenhaltiges Mineralwasser wird noch mehr als das Lauchstädter innerlich gebraucht. Die Gegend ist angenehm. Es wird vorzüglich von Personen besucht, denen der Aufenthalt zu Lauchstädt zu rauschend und kostbar ist. Allein es ist dagegen wenig Bequemlichkeit da.

Es giebt in Sachsen noch mehrere andere kleine Kurörter, davon aber keiner so vorzügliche Eigenschaften hat, daß er von Ausländern besucht wird.

zu Wolkenstein und in dem Wiesenbade wird blos gebadet. Das Tharander und Gieshübler Wasser sind schwach eisenhaltig, und blos der Reiz der Gegend zieht Gäste nach dem ersten Ort. Das Radeberger Badewasser hingegen hat bei der Gicht und Lähmungen oft gute Wirkungen gezeigt, so schlecht auch bis jetzt die Anstalten waren. Die Menge der Bestandtheile ist gering, und doch sprechen viele Fälle für seine Kräfte.

Seit einigen Jahren wird das Schandauer Bad, das am Eingange der sogenannten sächsischen Schweiz liegt, sehr besucht. Es enthält außer dem Eisen noch hepatisches Gas, und ich habe, sonderlich in der Gicht, großen Nutzen davon gesehen. Sollte der Zulauf viel stärker werden, so würde Wasser und Platz mangeln.

Liebenwerda an der Lausitzer Grenze in der Herrschaft Friedland, ist ein schwaches alkalisches Stahlwasser, die Lage und Anlagen sind höchst reizend. Es gilt von ihm das, was ich von mehreren ähnlichen und selbst stärkeren Quellen gesagt habe. Sie sind für die in der Nähe Wohnenden ein guter Erholungsort, und nützen mitunter durch ihren Gebrauch.

Flinsberg ist stärker, und ich habe wirklich von seinen stärkenden Kräften gute Wirkungen gesehen. Nur hat es die Unbequemlichkeit, daß die Wohnungen entfernt sind.

Es ist gewiß, daß das Bitterwasser in einer geringen Dosis stärker wirkt, als es die in demselben enthaltenen salzigen Bestandtheile thun würden, wenn man sie in gemeinem Wasser auflöste. Es zeiget dieses, da wenig oder gar keine Kohlensäure in dem Wasser vorhanden ist, daß entweder die von der Natur bewirkte Auflösung weit kräftiger ist, oder daß das Bitterwasser gewisse Bestandtheile enthält, die wir bis jetzt noch nicht entdeckt haben. Da der Gebrauch der abführenden Mittel überhaupt jetzt nicht mehr so gewöhnlich als sonst ist, so ist das Bitterwasser auch jetzt etwas aus der Mode gekommen. Es ist indeß, wenn man es mit etwas Milch vermischt, ein sehr gutes abführendes Mittel und kann in vielen Fällen gute Dienste leisten, nur muß es nicht zu lange fortgesetzt werden, weil es, wie bekannt, den Magen schwächt.

Das Bilinerwasser bei Töplitz, welches sich dem Selterser sehr nähert und dessen Stelle in vielen Fällen vertreten kann, war vor einigen Jahren durch einen Bau an der Quelle viel schwächer geworden; man versichert mich jedoch, daß es jetzt seine vorigen Kräfte wieder erhalten hätte*). Es ist dies sehr zu wünschen, weil dieses Wasser in mehrern mir vorgekommenen Fällen, sehr gut die Stelle des Selterwassers vertreten hat. Ich habe es Lungensüchtige mit Milch trinken lassen.

*) Nach der neueren Analyse von Steinmann enthält dasselbe allerdings weniger feste Bestandtheile, als früher Reuß ermittelte; gleichwohl beträgt der Gehalt der Josephsquelle in sechzehn Unzen nach Steinmann 39,204 Gran, und 33,580 Kubik-Zoll kohlensaures Gas.

Eines von den Mineralwassern, deren Gebrauch gewiß in vielen Fällen von großem Nutzen ist, ist das in Schlangenbad, nicht weit von Schwalbach. Es hat außerordentlich besänftigende und den Reiz mindernde Kräfte, die vielleicht von der feinen, in ihm aufgelösten Thonerde herrühren*). Ich habe davon bei sehr gereizten Nerven, in trocknen Körpern sehr guten Nutzen gesehen. Auch hat es nach Quecksilberkuren einem meiner Kranken sehr genutzt.

Die Quellen zu Burtscheid, ohnweit Aachen werden gemeiniglich mit dem Karlsbaderwasser verglichen. Sie sind auch sehr heiß, und ihr Wärmegrad wird dem vom Sprudel zu Karlsbad wenig nachgeben. Allein sie enthalten weniger fixe Bestandtheile, und ich würde daher den innerlichen Gebrauch des Karlsbades allemal vorziehen; äußerlich aber sind sie als Bäder, eben wegen der geringern Menge ihrer Bestandtheile, nützlicher als das Karlsbad. Dieses gilt vornehmlich von den Hautkrankheiten, in welchen sie sich sehr nützlich zeigen, da das Karlsbad in solchen nicht angewendet werden kann.

Das Fachingerwasser wurde sonst sehr zur Vertretung der Stelle des Selterwassers empfohlen. Allein es enthält etwas Eisen, und ich wollte, um dieser Ursache willen, es nicht bei Tische zu trinken geben, so wie überhaupt die Vermischung der Mineralwasser mit den Speisen höchst unzweckmäßig ist und in mehreren mir bekannten Fällen die Verdauung äußerst geschwächt und gestört hat. Bei

*) Vergleiche den früheren Artikel, „Schlangenbad.“ K.

dem Gebrauche der Kräutersäfte lasse ich aber dieses und andere ähnliche Wasser gern nachtrinken.

Das, was ich hier gesagt habe, gilt auch von dem **Buchsäuerling** bei Karlsbad, den sonst auch viele Badegäste bei Tische tranken. Dieses kann bei dem Gebrauche eines so warmen Wassers, als das Karlsbad ist, unmöglich nützlich seyn, und ist daher jetzt mit Recht nicht mehr gewöhnlich.

Einen Beweis, daß wir nicht ganz die Mischung der Mineralwasser kennen, und daß dieses oder jenes Wasser, welches nach chemischen Untersuchungen keine große Menge fixer Bestandtheile enthält, doch oft sehr beträchtliche Wirkungen leistet, giebt, anderer Beispiele zu geschweigen, das Radeberger Bad bei Dresden. Die Menge des in ihm enthaltenen Alkali, Eisen u. s. w. ist nicht groß, und war es bei der ehemaligen Einrichtung noch weniger, da die Quellen nicht ganz von wildem Wasser frei blieben, und doch haben mehrere Personen beobachtet, daß sie im Anfange der Kur, nicht mehr als zwei bis drei Eimer von dem, zu dem gewöhnlichen warmen Wasser hinzugegossenen Mineralwasser, vertragen konnten. Es erhitzt sonst ungemein, und man mußte die Menge des Mineralwassers nur nach und nach vermehren. In den nach Schlagflüssen zurückbleibenden Lähmungen, wobei der Kopf nicht gelitten hat, und in gichtischen Krankheiten, hat dieses Bad mehrern Personen großen Nutzen geschafft.

Man verschickt das **Wiesbadener** Wasser auch in verstopften Flaschen. Es hält sich lange Zeit, und ich habe es in der Entfernung mit großem

Vortheil in Beschwerden von der güldnen Ader, und Verschleimungen und Gries in den Nieren trinken lassen. An der Quelle selbst ist das Wasser zwar sehr heiß, und fast so heiß, wie die Karlsbader Quellen; es wird aber doch nicht die Stelle des letztgedachten Wassers ersetzen. In Hautkrankheiten ist es aber weit nützlicher, als das gedachte Bad, und in der Gicht eines der besten, das ich kenne, ja vielleicht das beste.

Eine Quelle, deren Wasser ich in Spaa sehr nützlich befunden habe, ist die sogenannte Sauveniere. Ich habe sie in mehreren Uebeln, Nieren- und Hämorrhoidalbeschwerden, auch Flechten, mit Vortheil gebrauchen lassen, und ich glaube, daß sie als ein gelind auflösendes Mittel, in manchen Fällen, vor dem Gebrauch des starken Stahlbrunnens nützlich seyn wird. Es ist Schade, daß die Menge des Stahlwassers, des Hauptbrunnens zu Spaa, den man auch verführet, nicht so beträchtlich ist, daß man sich des Wassers zu den Bädern gewöhnlicher Weise bedienen kann. Allein es ist in der Nachbarschaft von Spaa eine Quelle, die zu diesem Endzweck vortrefflich ist, und deren Gebrauch man in vielen Fällen mit dem eigentlichen Spaawasser verbinden sollte. Dieses ist der sogenannte Tonnelet. — Nach meiner Meinung hat das Spaawasser vor andern ähnlichen Brunnen darin einen Vorzug, daß das kohlensaure Gas länger mit dem Wasser verbunden bleibt, und also auch in der Entfernung mit vielem Nutzen getrunken werden kann. Es kömmt aber bei diesem Quell, so wie bei ähnlichen andern, wenn das Wasser verführt wird, viel auf die Witterung des Tages an, an welchem man das Wasser füllt. Bei einer feuchten Luft verbindet sich das kohlensaure Gas sehr schnell mit derselben, und das Wasser wird daher schwächer. — Ich ziehe in vielen Fällen, sonderlich bei Krankheiten von Personen, die sehr zu Wallungen des Blutes geneigt sind, auch bei Krankheiten der Urinwege und bei geschwächter Zeugungskraft, das Spaawasser andern ähnlichen eisenhaltigen Wassern vor. Auch nach hitzigen Krankheiten, Blutflüssen, und selbst in einigen Arten der Lungensucht, kann man es mit Milch vermischt, mit vielem Nutzen trinken lassen. Das Eisen ist äußerst fein aufgelöst.

Der sogenannte Trinkbrunnen in Aachen kann auch verführt werden, und ich weiß Fälle, wo er bei Magenbeschwerden und hypochondrischen Uebeln, auch in der Entfernung mit Nutzen gebraucht worden ist. - Es ist alkalisch*). — In Aachen selbst kann man bei dem Gebrauche der Bäder auch das Wasser des sogenannten Kaiserbades mit Milch trinken lassen. Ich habe von seinem innerlichen Gebrauch bei langwierigen Wechselfiebern gute Wirkungen gesehen. Vorzüglichen Nutzen sahe ich das Aachner Wasser als Bad, und auch innerlich gegen die Gicht

*) Nach Monheim's neuer Analyse bilden in allen Schwefelquellen zu Aachen Schwefelnatrium, Kochsalz und kohlensaures Natron die vorherrschenden unter den festen Bestandtheilen.

leisten. Bei vielen Hautkrankheiten ist es sehr wirksam, doch habe ich es bei den Flechten einigemal vergeblich verordnet. Bei Beschwerden von der güldnen Ader, und überhaupt bei Stockungen in den Blutgefäßen des Unterleibes, nützte es einigen meiner Kranken auffallend. Vorzüglich nützlich sind die Aachner Bäder nach Quecksilberkuren und den danach zurückgebliebenen Zufällen. In Lähmungen von Schlagflüssen ist es nur mit größter Behutsamkeit zu gebrauchen.

Bei sehr reizbaren Personen würde ich in Töplitz vorzüglich das Schlangenbad empfehlen. — Eine Art von Krankheiten, die nicht unter diejenigen gehöret, gegen welche man die Töplitzer Bäder gewöhnlicher Weise gebraucht, sind manche Nervenübel, bei trocknen und sehr reizbaren Personen; in solchen Krankheiten habe ich sie mit vielem Vortheil angewendet. Der vorzügliche Nutzen dieser Wasser aber ist in Gicht, bei rheumatischen Uebeln, bei Steifigkeiten der Glieder, nach Lähmungen und Verwundungen und den mit diesen Krankheiten verwandten Uebeln. Ich habe die Töplitzer Bäder bei einigen Personen nach und mit einigen Abführungen, z. B. durch Bitterwasser vor dem Karlsbader, als ein erweichendes und gelinde auflösendes Bad gebrauchen lassen, und gesehen, daß die auflösende Wirkung des Karlsbades dadurch sehr vermehrt worden ist. — Wenn aber bei Gichtkranken auch der Gebrauch des Karlsbader Wassers wegen der Verschlossenheit des Unterleibes rathsam zu seyn scheint, so lasse man diesen vor den Töplitzer Bädern vorhergehen. —

Die sogenannte Gartenquelle in Töplitz ersetzt das Karlsbader Wasser nicht, ist aber ein gelindes muriatisches Wasser*).

Es giebt sehr viele Kranke, bei denen der Gebrauch des Egerwassers, vorzüglich an der Quelle nach dem Karlsbade und andern ähnlichen Bädern, nothwendig ist. Nur gehe man ja nicht von dem einen Wasser zu dem andern zu schnell über, weil ich daraus mehr als einmal unangenehme Folgen habe entstehen sehen. Man warte daher einige Tage, oder trinke das Egerwasser, selbst an der Quelle, gewärmt. Ich habe auch in der Entfernung bei Personen, die das kalte Egerwasser nicht vertragen konnten, das Glas einige Stunden in warmes Wasser setzen lassen. Die Menge des dadurch in dieser kurzen Zeit verlorengehenden Gases ist unbeträchtlich, und es hat mir geschienen, daß bei nicht zu sehr erschlafften Körpern diese Gebrauchsart des Egerwassers sich vorzüglich nützlich bewiesen hat. An der Quelle, so wie zu Hause getrunken, ist das Egerwasser besonders bei solchen Verstopfungen und Stockungen anzuwenden, wo die festen Theile schlaff und eine große Neigung zur Erzeugung des Schleims vorhanden ist. — Einen herrlichen Nutzen schaffen die neuerlich zu Eger eingerichteten Bäder; sie nützen nicht nur in allen den Fällen, worin eisen-

*) Neueren Untersuchungen zufolge enthält sie zwar Kochsalz, aber, wie alle Mineralquellen zu Töplitz eine überwiegende Menge von kohlensauren Natron.

haltige Bäder überhaupt nützlich sind, sondern sie unterstützen auch durch ihre salzigen Theile wirklich die Auflösung verstopfter Eingeweide. Sie sind auch bei der Gicht und den dieser Krankheit ähnlichen Zufällen, vorzüglich bei erschlafften Körpern, denen Töplitz nicht nützen würde, nach dem Gebrauch des Karlsbades von großem Nutzen. Innerlich habe ich von dem Egerwasser mit Milch getrunken, selbst bei Lungengeschwüren, besonders wenn eine große Neigung zur Erzeugung von Schleim vorhanden war, großen Nutzen gesehen. In allen Krankheiten, wo sich viel Schleim erzeugt, ist es außerordentlich dienlich, und ich kenne kein anderes Wasser, das ich ihm hierin an die Seite setzen könnte.

Außer denen schon längst in Karlsbad bekannten Quellen, bedient man sich jetzt auch des nahe bei dem Neubrunnen gelegenen, ehemaligen Gartenbrunnens oder jetzigen Theresien-Brunnens sehr häufig. Er führt mehr ab, als der Neubrunnen, und enthält weniger Alcali, aber mehr Glaubersalz. Man verbindet ihn mit dem Neubrunnen, oder ersetzet, wenn die Anzahl der Trinker des Neubrunnens zu groß ist, durch ihn die Stelle desselben. Ich habe ihn nie einzeln verordnet, und kenne keine von dem Neubrunnen sehr verschiedene Wirkungsart derselben. — Nahe bei dem Neubrunnen findet sich ein heißer, sich an Hitze mehr dem Sprudel nähernder Quell, den man den neuen Sprudel, oder auch den Kurländischen Quell von dem bekannten Kurländischen Arzt, dem Hofrath Liebe, nennt, der diesen

Quell viel brauchen ließ. Es wird blos zu den Bädern angewendet, und ist bis jetzt noch nicht genau untersucht. Man versichert, daß er nicht allen, die ihn gebraucht, gut bekommen wäre. Er scheint nicht viel Kohlensäure zu enthalten; auch scheinen die festen Bestandtheile in ihm nicht so fein, als in den andern Quellen aufgelöst zu seyn; bei einigen soll er Kolikschmerzen erregt haben. Er verdiente bald genauer untersucht zu werden.

Ich glaube den Sprudel vorzüglich bei Verstopfungen der Eingeweide, Neigung zur Hartleibigkeit, vorzüglich mit Reizlosigkeit des Darmkanals und Unwirksamkeit der Galle, weniger aber bei Zufällen der güldnen Ader, nützlich befunden zu haben. Bei Magenübeln und Fehlern, und Stockungen der Galle, auch bei Verstopfungen der Gekrösdrüsen, selbst bei kleinen Kindern, vorzüglich aber in Steinbeschwerden, ziehe ich das Wasser des Sprudels den übrigen Quellen vor. An der Quelle trinkt man zwar das Wasser des Sprudels in seiner größten Vollkommenheit; diejenigen aber, die das Wasser sehr erhitzt und das Blut nach dem Kopfe treibt, Personen, welche zu Blutungen geneigt sind, ferner die, welche sich leicht erkälten, ingleichen die an Stein und Blasenbeschwerden leiden, thun besser, es zu Hause bei einer mäßigen Bewegung zu trinken. Hypochondrische, und auch zur Verstopfung des Stuhlgangs geneigte Personen müssen vorher den Neubrunnen gebrauchen, oder auch beide Quellen mit einander verbinden. Irrig ist es aber, zu glauben, es sey unumgänglich nöthig, mit dem Neubrunnen allemal anzufangen, und man kann mit gehöriger Rücksicht auf die, wenigstens im Anfang, verstärkten Ausleerungen, gleich in den ersten Tagen mit dem Sprudel anfangen, und nur etwas Karlsbader Salz dabei nehmen lassen. Gallensteine löste der Sprudel nicht auf, allein ich habe mehrmals, nach oder selbst bei dem Gebrauche des Karlsbades, eine Gelbsucht entstehen und dabei dergleichen Steine abgehen sehen. Bei allen Leberkrankheiten, wo keine wirkliche Verschwärung vorhanden ist, bei Verhärtung der Milz und ähnlichen Uebeln, ziehe ich, wenn der Körper nicht reizbar ist, den Sprudel den andern Quellen vor. Vorzüglich aber ist er, wie ich schon gesagt habe, bei Nieren- und Blasensteinen dienlich; und ich bin von der Stein auflösenden Kraft des Sprudels selbst bei Blasensteinen, vorzüglich bei denen, die aus Harnsäure bestehen, überzeugt. Ich würde rathen, etwas von dem Karlsbader Mineralalkali, oder der bei Verfertigung des Salzes zurückbleibenden Lauge zu dem Sprudel zu setzen. — Bei sehr reizbaren Hypochondristen, ferner bei Personen, bei denen eine Neigung zum Wahnsinn, oder ein wirklicher Wahnsinn vorhanden ist, ziehe ich aber den Neubrunnen dem Sprudel vor; hingegen sahe ich, bei lang dauernden, fast unheilbaren Wechselfiebern, mehrmals vortreffliche Wirkungen von dem Sprudel. — Entstehen während des Gebrauchs des Karlsbades selbst Wechselfieber, so vergehen die Anfälle sehr oft durch den Gebrauch des Sprudels, den man natürlich zu Hause trinken lassen muß. Entstehen während der Kur von Erkältung oder sonst Erbrechen, oder Koliken, so weichen oft diese Beschwerden einigen Bechern Sprudel, weil derselbe eine, vielleicht nicht blos von der Wärme herrührende, besänftigende Kraft hat. Waren bei den Blasencatarrhen Blasenhämorrhoiden oder Geschwüre vorhanden, so sahe ich den Sprudel schaden. — Denjenigen Nutzen, den das Karlsbad bei der Gicht noch leisten kann, erwarte ich blos von dem Sprudel. — Kein Quell im Karlsbad wird besser durch Bäder unterstützt, selbst durch solche, die aus Flußwasser mit etwas Sprudel vermischt bestehen, als der Sprudel. Bäder aus bloßem Sprudel, oder dem Milchbrunnen u. s. w. sind in vielen Fällen zu schwer und angreifend, daher sie nur mit Behutsamkeit, z. B. bei nicht gereizten, verstopften Eingeweiden, zu gebrauchen sind. — So wie das Karlsbad überhaupt bei Hautkrankheiten wenig nützt, so sind auch bei ihnen die Bäder daraus, wegen des vielen in dem Wasser enthaltenen Salzes, nicht nützlich. — Bei allen venerischen Krankheiten ist das Karlsbad schädlich. Ich habe auch nie bei den nach Quecksilberkuren zurückbleibenden Beschwerden Nutzen davon gesehen. Einige haben gerathen, bei venerischen Krankheiten, während des Gebrauchs des Quecksilbers, Bäder in Karlsbad gebrauchen zu lassen; es werden aber gewöhnlich erweichende Bäder die Stelle weit besser ersetzen. Bei der Bleikolik, und der nach solcher zurückbleibenden Lähmung, soll es aber sehr nützlich seyn; doch habe ich nicht selbst davon Erfahrung. Ob das Karlsbad wirklich völlige Heilung der Gicht bewirke, ist mir ungewiß, und eben so zweifelhaft ist mir sein Nutzen bei Lähmungen. Es wäre überhaupt zu wünschen, daß man nach sichern Beobachtungen die Arten der Gicht und die Beschaffenheit der Gichtkranken bestimmen könnte, bei welchen diese oder jene Art von den mineralischen Wassern oder ein einzelnes Heilwasser nützlich ist. Bis jetzt werden meistens die Gichtkranken Versuchsweise, oder blos in Rücksicht auf ökonomische, oder andere Verhältnisse, nach diesem oder jenem Bade geschickt, und man wird keine Kurgeschichte eines Bades finden, bei welcher nicht von vielen dadurch geheilten Gichtkranken Fälle angeführt werden. Die von ungeheilten aber sucht man vergebens. — Diejenigen Gichtkranken, denen ich das Karlsbad nützen sahe, waren solche, bei denen die ersten Wege mit Schleim oder Säure überfüllt waren, nie aber sehe ich einen völlig heilen. — Hingegen ist es aber eine von mir, und gewiß auch andern Aerzten, gemachte Bemerkung, daß bei Leuten, die vorher an mancherlei Magenbeschwerden und andern Zufällen des Unterleibs litten, deren Ursache man nicht entdecken konnte, oft nach dem Gebrauch des Karlsbades ein völliger Gichtanfall entstand, der die vorigen Beschwerden auf einmal hob. Vorzüglich habe ich dieses nach dem Gebrauche des Sprudels bemerkt. Aeußerlich nützten auch die mit der alkalischen Lauge verstärkten Hand- und Fußbäder bei Gichtknoten. — Bei Fehlern der monatlichen Reinigung nützt das Karlsbad blos, wenn Sprödigkeit der Fasern und Verstopfungen vorhanden sind. — In der fallenden Sucht und bei vielen Nervenübeln aber ist das Karlsbaderwasser schädlich.

Den Schloßbrunnen, welcher bekanntlich 1809 verschwand, im J. 1823 indeß wieder kehrte, habe ich Personen, die schwache Lungen hatten, selbst bei einer Neigung zu der scrofulösen Lungensucht, mit Milch vermischt mit Vortheil trinken lassen. Ich ziehe auch diesen Quell bei Personen mit sehr reizbaren Nerven, ferner bei solchen, die zu Blutungen geneigt sind, bei Geschwüren der Nieren, blutigem Urin und Blasencatarrhen, den übrigen Quellen vor.

Der Unterschied der Wirkungen der verschiedenen Quellen ist, bei der geringen Verschiedenheit der Menge der Bestandtheile, wirklich auffallend, und beruht auf nichts weniger, als blos auf der Einbildung. Bei vielen bringen ein Paar Becher eines andern Quells geringe Veränderungen hervor. Selbst der Unterschied der Temperatur kann hiervon nicht allein die Ursache seyn, und ich weiß Fälle, wo Personen, die einen etwas abgekühlten Sprudel zu Hause mit Nutzen tranken, und doch den Neubrunnen nicht vertrugen, und umgekehrt.

Man thut Unrecht, bei dem Karlsbade viel andere Arzneimittel zu gebrauchen, und ich fand immer, daß man in gewöhnlichen Fällen, vielleicht ein gelindes magenstärkendes Mittel, oder bei Verstopfungen einige Seifenpillen ausgenommen, nichts weiter nöthig hatte. Hingegen sind hintennach wenigstens magenstärkende Mittel zu gebrauchen, und die Unterlassung hat oft üble Folgen, z. B. Schwäche des Darmkanals,

Durchfälle u. s. w. Bei dem Gebrauche des Karlsbades selbst muß täglich ein leichter, und auch von Zeit zu Zeit ein verstärkter Stuhlgang bewirkt werden.

Je weniger Wärmestoff und kohlensaures Gas in einer Karlsbader Quelle ist, desto mehr schwächt sie bei einem fortgesetzten Gebrauche den Magen. Daher ist unter allen Quellen der Sprudel diejenige, die am längsten ohne Schaden getrunken werden kann.

Ich leugne nicht, daß die Infarctus schon oft ganz gebildet in den Gedärmen vorhanden sind, und dadurch die hier gedachten Zufälle hervorbringen, welche hernach durch deren Wegschaffung erleichtert und gehoben werden. Allein mehrere Beobachtungen schienen mir doch zu zeigen, daß solche abführende Mittel, wie das Karlsbad, vorzüglich aber die Klystiere, dadurch nützen, daß sie eine Menge coagulabler Lymphe und Schleim aus den Gefäßen des Unterleibes, in welchen sich das Blut krankhaft langsamer bewegt, in den Darmkanal locken, die sich hernach da coagulirt und immer bei fortgesetztem Gebrauch der gedachten Mittel sogenannte Infarctus bildet, wodurch aber doch das Blut von vielen zu zähen und es verdickenden Theilen befreiet, und so zu einem freiern Umlaufe geschickter gemacht wird.

Wenn ich mehrere mir bekannte Fälle vergleiche, so scheint mir doch bei Hämorrhoidalcongestion nach dem Karlsbad, das Egerwasser, vor dem, unmittelbar auf das Karlsbad folgenden, Gebrauch des Pyrmonter den Vorzug zu verdienen.

Ich habe in den nämlichen Bemerkungen schon gesagt, daß ich bei einer ausgebildeten, bereits desorganisirenden Gicht, wenig von dem Karlsbad erwarte. In sofern es die ersten Wege reinigt, die Neigung zu Erzeugung von Säuren u. s. w. vermindert, nützt es, und kann auch als Vorbereitungsmittel zu andern Bädern, sonderlich nach Beschaffenheit der Anzeigen, zu dem Töplitzer, Eger- oder schwefelhaltigen Wasser gebraucht werden. Sonst aber sahe ich es nie nützen, ja sogar, indem ein fortgesetzter Gebrauch den Darmkanal schwächt, schaden. Allein bei Fällen von manchen Uebeln des Unterleibes, die von einer unausgebildeten Gicht entstehen, oder auch durch eine Ausbildung der Gicht erleichtert werden, ist es von großem Nutzen, und es beweisen häufige Fälle, daß mehrere fast unheilbare Krankheiten, nach dem Gebrauche des Karlsbades, durch einen entstandenen Gichtanfall gehoben worden.

Es würde ein wesentlicher Vortheil für die praktische Arzneikunst entstehen, wenn man diejenigen Arten und Umstände der Gichtkrankheiten durch Erfahrungen bestimmte, bei denen dieses oder jenes mineralische Wasser vorzüglich nützet. Hier folgt man meist blos der Empirie.

Bei nicht sehr reizbaren und nicht zu Blutcongestionen sehr geneigten Personen unterstützen die Karlsbader Bäder die Wirkungen des innerlichen Gebrauchs gegen die hartnäckigsten Verstopfungen, auch zuweilen gegen gichtische Stockungen. Doch thut man besser, sie mit bloßem Flußwasser zu vermischen, oder sie doch nur sehr lau zu gebrauchen. Sonst schaden sie wirklich, wie ich auch in den ersten Bemerkungen erwähnt habe.

Die Nenndorfer Bäder haben bei meinen Erfahrungen sich mir nicht so sehr in der sogenannten desorganisirenden Gicht, wo ich Töplitz und ähnliche Bäder vorziehe, als vielmehr in der anomalischen und atonischen Gicht nützlich gezeigt. Es ist Schade, daß der Geschmack alle Kranke von dem innerlichen Gebrauche abhält, der mir sonderlich bei Hämorrhoidalcongestionen sehr zweckmäßig zu seyn scheint.

Ich schließe hiermit diese Uebersicht, mit dem Wunsche, daß sie das, was mein Hauptzweck war — das Eigenthümliche jedes Quells herzugeben — erreicht haben möge, und mit der Ueberzeugung, daß hier reine, unpartheiische, blos auf eigne Erfahrung gegründete Wahrheit gesagt worden ist.

Ich wiederhole zum Schluß den Anfang mit den schönen Worten unsers Neubecks*):

Kommt, ihr Geweihten der Quaal! Ihr Opfer der blassen Morbona!
Seyd mir willkommen im Thal! Für Lebenskummer und Trübsal

Ja-

*) Die Gesundbrunnen. Ein Gedicht von Neubeck. Leipzig bei Göschen. 1798.

Quillt Vergessenheit hier; hier blühen hesperische
Gärten.
Kein blauschuppiger Drache bewacht sie; hier ist das
Eiland
Heiterer Ruh, wo jeder in sorgenzerstreuender Muße
Selige Tage verlebt — — —
Naht euch ohne Verzug, ihr Heilung Suchenden,
naht euch
Meinem Gebiet! Hier wird in der Kühlung des
duftenden Haines
Euch unsichtbar begegnen die lebensfrohe Genesung,
Euch mit dem Lebensodem umwehn auf einsamen
Pfaden,
Euch erquicken im süßen balsamischen Schlummer,
und huldvoll
Nach vollendeter Heilung zurück in die Heimath
begleiten.
Doch:
— Ohne Gelübde gewähren die reinen Najaden
Nie der Genesung-Glück — dem Gelobenden
strömt allein nur
Ihr Heilwasser zum Segen. — —

Nachträge

von

Dr. E. Osann.

Seit Erscheinung dieses Werkes ist nicht blos die Zahl der älteren und bewährteren Heilquellen Teutschlands durch manche neue vermehrt worden, deren entschiedene Wirksamkeit in zum Theil sehr kurzer Zeit ihnen eine ehrenvolle Stellung unter ihren berühmten Schwestern angewiesen und gesichert hat, — auch die wesentlichen Eigenthümlichkeiten mehrerer längst schon bekannten sind durch eine vielseitigere Benutzung und reifere Erfahrung genauer ermittelt und festgestellt worden, — nicht zu gedenken, daß durch die Fortschritte der analytischen Chemie seit jener Zeit viele neue und richtige Aufschlüsse über die Mischungsverhältnisse der einzelnen verbreitet wurden.

Wenn ich mir daher erlaube, nachträglich hier noch einige Kurorte einzuschalten, und die specifischen Eigenthümlichkeiten derselben, hinsichtlich der Mischung und Wirksamkeit ihrer Heilquellen, so wie ihrer lokalen Verhältnisse nach Verdienst zu würdigen, so geschah es, um in dieser zwiefachen Beziehung vorliegende Schrift durch zeitgemäße Zusätze möglichst zu vervollständigen.

Ich beschränke mich, getreu dem Plane und Zwecke dieses Werkes, nur auf einige der vorzüglichsten, welche in letzterem entweder gar nicht, oder nur kurz erwähnt, gleichwohl durch den wohlbegründeten Ruf ihrer Wirksamkeit sich gerechte Ansprüche auf eine Stelle in dieser Auswahl der teutschen Heilquellen erworben haben.

Bevor ich indeß zu den einzelnen Heilquellen selbst übergehe, kann ich eine Bemerkung nicht unterdrücken, die sich mir unwillkührlich aufdrängt. — Zu allen Zeiten hat sich ergeben, daß der Ruf und die Frequenz mancher Kurorte einem sehr schnellen Wechsel unterworfen war, — einige in sehr kurzer Zeit sich ungemein hoben, andere, durch vieljährige Erfahrung bewährte in gleichem Grade verloren. So ist es eine feststehende Thatsache, daß in den letzten Decennien die berühmtesten der teutschen Eisenquellen eine auffallende Vernachlässigung erfahren, und dagegen andere, früher weniger besuchte Kurorte, namentlich auflösend wirkende Mineralquellen in einem unglaublich kurzen Zeitraum sich zu einer großen Celebrität und zu einer außerordentlichen Frequenz emporgeschwungen haben. — Schon früher und auch jetzt wird häufig die Mode besonders von Nichtärzten allein als Grund eines so wandelbaren Glükkes beschuldiget. — Die Mode kann bei Bevorzugung oder Vernachlässigung Eines Kurortes allerdings einigen Antheil haben, — die entschiedene Begünstigung einer bestimmten Klasse von Heilquellen, so wie die unverkennbare Zurücksetzung der stärkeren Eisenquellen im Allgemeinen scheint gleichwohl von einem so untergeordneten Beweggrund keineswegs abhängig, sondern von einem ungleich wichtigeren hervorgerufen zu werden, nämlich von dem allgemein gefühlten Bedürfniß, welches die zwar wechselnde, jetzt aber seit längerer Zeit herrschende Krankheitsconstitution fordert, — und so läßt sich wohl behaupten, daß zwar einzelne Kurorte durch zufällige Rücksichten sehr, nicht selten über Verdienst begünstiget werden können, im Allgemeinen aber die größere oder geringere Frequenz der Kurorte mehr durch das vorhandene Bedürfniß der Zeit, durch den Charakter der vorwaltenden Krankheitsconstitution bedingt wird. —

Unter den Mineralquellen, welche in den letzten Jahrzehnten mehr als früher die Aufmerksamkeit der Aerzte und das Interesse der Kranken in Anspruch genommen haben, gehören namentlich die Kochsalzhaltigen Quellen, — der zahlreichere Besuch und häufigere Gebrauch der Seebäder und Soolquellen, das schnelle Emporblühen von Kissingen, Kreuznach und ähnlicher Kurorte beweisen es unverkennbar. Sehr in Betracht hierbei kommt gewiß der Umstand, daß durch die häufigere und vielseitigere Benutzung dieser Klasse von Mineralquellen nicht blos ihre eigenthümliche Wirksamkeit in gewissen Krankheiten bestimmter festgestellt, sondern diese auch mit der gründlichen Kenntniß ihrer Mischungsverhältnisse durch die Chemie, insbesondere durch die Ermittelung ihres Jod- und Bromgehaltes in richtigeren Einklang gebracht worden ist*). —

Unter den eisenhaltigen Kochsalzquellen gebührt denen von **Kissingen** unbedenklich jetzt die erste Stelle.

Die kleine, alte, seit dem neunten Jahrhundert schon bekannte Stadt Kissingen liegt in einem freundlichen Wiesenthale, durch welches die fränkische Saale malerisch sich windet, 590 Fuß über dem Meere erhaben, am südlichen Abfall der Rhön. Wenn auch die hier entspringenden Kochsalzquellen schon seit dem sechzehnten Jahrhundert als Heilquellen benutzt wurden, so haben sie doch erst seit dem letzten Jahrzehend eine so große Berühmtheit und einen so zahlreichen Zuspruch von Kurgästen erhalten, daß letztere noch vor wenig Jahren oft Mühe hatten, passende Wohnungen zu finden. Durch die Aufführung vieler neuer, zum Theil sehr schöner und bequem eingerichteter Privatgebäude in den letzten Jahren, hat man indeß versucht, diesem fühlbaren Bedürfniß zu begegnen, — durch Erbauung eines sehr geschmackvollen und großartigen Kursaales den geselligen Verhältnissen des Kurortes, so wie den Wünschen der Kurgäste zu entsprechen. Die Hauptquellen zu K. sind der Ragozi und der Pandur, an sie reihen sich noch zwei kochsalzhaltige Säuer-

*) E. Osann über jod- und bromhaltige Mineralquellen in Hufeland und Osann's Journal der praktischen Heilkunde, Bd. LXXXI. St. 5. S. 3.

linge, der Max- und Theresienbrunnen, und die an Kochsalz und Kohlensäure so reiche Soole oder der Soolsprudel.

Wenn auch alle, wegen denen in ihnen vorwaltenden festen und flüchtigen Bestandtheilen (Kochsalz, kohlensauren Eisenoxydul und kohlensauren Gas) und ihrer dadurch bedingten chemischen Constitution einen pharmakodynamischen Grundcharacter, eine allen gemeinsame Sphäre der Wirkung besitzen, so findet doch nach Verschiedenheit ihrer besonderen Mischungsverhältnisse eine wesentliche Modification der Wirkung der Einzelnen statt; Kissingen umfaßt hierdurch eine Reihe von an sich sehr wirksamen, verwandten, sich gegenseitig ergänzenden und unterstützenden Mineralquellen, wodurch eine sehr vielseitige Benutzung derselben möglich wird.

Der Ragozi oder Kurbrunnen, der wichtigste und am häufigsten benutzte, ist sehr reich an Kochsalz, kohlensaurem Eisenoxydul und kohlensaurem Gas, enthält auch nach Kastner Brom (Bromtalcium); wird vorzugsweise getrunken, und jährlich in nicht unbeträchtlicher Menge versendet.

Getrunken, trotz seines verhältnißmäßig reichen Salzgehaltes leicht verträglich, wirkt der Ragozi auflösend stärkend, — zunächst umstimmend belebend auf die Gangliennerven des Unterleibs, die Organe der Verdauung, die Darmausleerung befördernd, so wie die Ab- und Ausscheidungen der übrigen Schleimhäute, der Harnwerkzeuge, der Milz, des Uterin-, Leber- und Pfortadersystems, und des Drüsen- und Lymphsystems, — diuretisch, die Resorption bethätigend, Stockungen zertheilend, rückbildend auf vorhandene Metamorphosen, — die Menstruation befördernd, regulirend, — und zeichnet sich nach Beendigung seines Gebrauches durch eine oft lang noch fortdauernde wohlthätige Nachwirkung aus.

Bei manchen Kranken scheint der Ragozi in den ersten Tagen des Gebrauches die Stuhlausleerungen anzuhalten, diese Wirkung ist aber oft nur eine vorübergehende. Auch in den übrigen Systemen entfaltet sich nicht selten erst später eine regere und lebendigere Thätigkeit, in Folge welcher kräftige Reactionen und Ausscheidungen hervorgerufen werden. Entsprechen diesen nicht die Menge und Qualität der Ausleerungen, so tritt ein Zeitraum von scheinbarer Verschlimmerung ein, Unbehaglichkeit, Verstimmung des Gemüths, Mangel an Appetit, nicht hinlänglich reichliche Ausleerungen durch Haut und Urin, die aber meist nur als Vorläufer von Krisen zu betrachten sind, welche nicht vor dem siebenten oder dem vierzehnten Tag, oft erst noch später erfolgen. In den Fällen wo der Ragozi nicht hinreichend die Stuhlausleerungen befördert, läßt sich die eröffnende Wirkung desselben durch den gleichzeitigen innern Gebrauch von Soole sehr zweckmäßig unterstützen.

In seinen Wirkungen sehr ähnlich den Mineralquellen von Karlsbad und Marienbad unterscheidet sich der Ragozi vermöge seines reichen Gehaltes an Kochsalz gleichwohl von beiden durch seine eindringlichere Wirkung auf das Uterin=, Lymph= und Drüsensystem.

In Form von Bädern benutzt, wirkt derselbe ähnlich dem Pandur, auflösend und stärkend, nur tonisirender als letzterer, und nähert sich in dieser Beziehung den Bädern von an kohlensauern Eisenoxydul reichen Eisenwassern.

Wegen seiner erregenden Wirkung ist der innere Gebrauch des Ragozi zu widerrathen oder nur sehr bedingt zu gestatten bei sehr irritablen Constitutionen, wo die Thätigkeit des Blutsystems krankhaft erhöht ist, bei fieberhaften Beschwerden, entzündlichen Leiden, — Exulcerationen, — erethisch-entzündlichen oder tieferen Leiden der Schleimhaut der Luftwege und Lungen, Neigung zu Bluthusten.

Allein oder in Verbindung mit Bädern des Pandur hat sich der Ragozi besonders hülfreich erwiesen: bei Leiden der Verdauungswerkzeuge von atonischer Schwäche oder eigenthümlicher Verstimmung der Gangliengeflechte des Unterleibs, — Verschleimungen, Säure, Soodbrennen, Disposition zu Verschleimungen überhaupt, vorzüglich wenn diese Beschwerden mit krankhaften Störungen der Organe der Assimilation und Trägheit des Stuhlganges complicirt sind, in Folge anderer Krankheiten wie Wechselfieber oder als Vorläufer, allmählich sich entwickelnder Dyskrasien, namentlich Gicht oder anderer selbstständiger Krankheitsformen.

Nicht minder empfehlenswerth ist derselbe bei höherer Steigerung der vorigen Krankheitsgruppe, Plethora abdominalis, überwiegende Venosität der Unterleibsorgane, Stockungen, Hämorrhoidalbeschwerden, Hypertrophie und Verhärtungen der Leber, hartnäckiger Gelbsucht, materieller Hypochondrie, Infarkten; — so wie gegen sekundäre Blutkongestionen nach der Brust und den Kopf, Asthma, drückende und klopfende Kopfschmerzen, Ohrensausen, **Mouches volantes**, Schwindel, in Folge venöser Stokkungen im Uterin-, Leber- und Pfortader-System.

Mit großem Nutzen wird derselbe bei chronischen Leiden des Uterinsystems benutzt, in sofern diese durch torpide Schwäche, überwiegende Venosität und dadurch veranlaßte Stockungen bedingt werden, — Retentionen und Suppressionen der Menstruation, Blennorrhöen, Stockungen und krankhafte Metamorphosen der Ovarien, Auflockerungen und anfangende Verhärtungen des Uterus.

Man rühmt ihn ferner mit Recht bei chronischen Leiden der Harnwerkzeuge, hämorrhoidalischer, rheumatischer oder gichtischer Art, — hartnäckigen Verschleimungen und Schleimflüssen, mit Auflockerungen und Afterbildungen der Schleimhaut der Harnwerkzeuge, Blasenhämorrhoiden, Gries- und Steinbeschwerden.

Von entschiedener Wirkung ist derselbe allerdings auch bei Leiden des Drüsen- und Lymphsystems in Folge eines fehlerhaften, tieferkrankten Assimilations-Processes, — scrofulösen Dyscrasien, Geschwülsten, Verhärtungen, und andern krankhaften Metamorphosen, chronischen Hautausschlägen, Geschwüren, veralteten skrofulösen Augenleiden, doch dürften in diesen Fällen die an Jod und Brom reicheren Salzquellen, wie z. E. die von Kreuznach, den Vorzug verdienen.

So wenig sich von demselben bei chronischen Nervenleiden erwarten läßt, wenn sie rein dynamischer Art sind, um so mehr, wenn sie durch materielle Ursachen, Störungen der Digestion und Assimilation, Trägheit des Darmkanals, Stockungen oder krankhafte Ablagerungen und dadurch bedingte Verstimmungen der Ganglien im Unterleib veranlaßt werden, — Melancholie, Hysterie mit Stokkungen im Uterinsystem complicirt, Neuralgien, Amblyopie, anfangende Amaurose.

Derselbe hat sich endlich auch bewährt bei veralteten rheumatischen, gichtischen und psorischen Dyscrasien in sofern diese ebenfalls durch tiefere Leiden der Digestions- und Assimilations-Organe begründet oder mit ihnen verbunden sind.

Die in neuerer Zeit von Balling empfohlenen Bäder von Ragozi sind in allen den Fällen zu empfehlen, wo eine mehr excitirend tonisirende Wirkung beabsichtigt wird, wo das Nervensystem im Allgemeinen überwiegend leidet, das peripherische Nervensystem insbesondere sich in einem Zustand von atonischer Schwäche befindet, oder wo endlich nach Beseitigung der materiellen Krankheitsprocesse zur Ausgleichung noch vorhandener dynamischer Mißverhältnisse eine mehr stärkende Beihülfe erforderlich ist.

Der Pandur, in seinen Mischungsverhältnissen und Wirkungen dem Ragozi sehr ähnlich, wird vorzugsweise als Bad benutzt, erst neuerdings ist er auch als Getränk angewendet worden.

In Form von Wasserbädern wirkt derselbe ähnlich den Soolbädern, reizend, auflösend und stärkend, nur durch seinen Gehalt an Eisen und Kohlensäure belebender und eindringlicher, — kräftige Reactionen der Centralorgane erregend, die Se- und Excretionen bethätigend und hierdurch die kritischen Ausscheidungen mäßig befördernd.

Als belebendes, auflösendes und zugleich stärkendes Bad wird derselbe häufig zur Unterstützung des Ragozi in der Mehrzahl der Fälle benutzt, in welchen letzterer angezeigt ist, namentlich bei chronisch rheumatischen und gichtischen Affectionen, Leiden der äußeren Haut, örtlicher Schwäche der Letzteren, dyskrasischen Hautausschlägen und chronischen Nervenleiden.

Als Getränk benutzt, wirkt der Pandur mehr die Se- und Excretionen bethätigend, diuretischer und mehr die Darmausleerungen befördernd, weniger erregend auf das Nerven- und Blutsystem, als der Ragozi. Neuerdings hat man ihn Abends zu zwei bis drei Bechern empfohlen zur Beförderung der Darmentleerung und als beruhigendes Mittel bei Aufregungen.

Der Maxbrunnen, welcher eisenfrei, weniger feste Bestandtheile als die vorigen Quellen, unter diesen Kochsalz als vorwaltenden und viel kohlensaures Gas enthält, wirkt gleich ähnlichen Säuerlingen nur gelinde die Se- und Excretionen, vorzüglich die der Schleimhäute und Nieren bethätigend, wird sehr leicht vertragen und sagt besonders sehr reizbaren und zu Blutcongestionen geneigten Constitutionen zu.

Als Getränk erweist sich derselbe sehr hülfreich bei veralteten Brustkatarrhen, anfangender Schleimschwindsucht, Anlage zu florider und skrofulöser Lungensucht; — bei Verschleimungen, Säure des Magens, so wie bei Verschleimungen und Schleimflüssen der Harn- und Geschlechtswerkzeuge, Blasenhämorrhoiden und Steinbeschwerden.

In Form von Bädern wirkt derselbe unter allen Mineralbädern zu Kissingen am wenigsten aufregend, gelind und langsam die durch den innern Gebrauch der Mineralquellen veranlaßten Krisen unterstützend.

Die nur eine gute Viertelstunde von Kissingen entfernte Soole übertrifft durch ihren Reichthum an festen und flüchtigen Bestandtheilen den Ragozi und Pandur.

Sehr bemerkenswerth ist eine dieser Soolquelle eigenthümliche Ebbe und Fluth, ein periodisches Steigen und Fallen und eine sehr starke Ausströmung von kohlensaurem Gase, höchst wahrscheinlich veranlaßt durch eine von Zeit zu Zeit erfolgende sehr mächtige Entbindung von kohlensaurem Gas in der Tiefe, wodurch das Wasser der Quelle gehoben wird und nach Entladung desselben wieder fällt, bis neue Entbindungen dieses Gases ein neues Steigen dieser Wassersäule bewirken.

Kissingen besitzt in dieser Soole eine an sich höchst kräftige Heilquelle, deren Bedeutung und Wirksamkeit durch den Verein der übrigen Quellen nur erhöht wird. — Empfohlen wird dieselbe als Getränk in allen den Fällen, wo reichlicher der Stuhlgang bethätigt werden soll, am häufigsten jedoch als Wasserbad gleich ähnlichen reichen Soolen in allen den Krankheiten, wo nicht blos belebend und stärkend auf die äußere Haut, sondern zugleich noch kräftiger auf die Resorption und die Sekretionen eingewirkt werden soll.

Gleich ähnlichen salzreichen Soolen haben sich Bäder aus dieser Quelle sehr hülfreich erwiesen bei Skrofeln, skrofulösen Anschwellungen und Verhärtungen, Auftreibungen der Leber, Stockungen und Auflockerungen im Uterus, Hypertrophien der Ovarien, — hartnäckigen Verschleimungen und Schleimflüssen, namentlich der Genitalien, — gichtischen Ablagerungen und andern Lokal-Leiden, Contracturen und Anchylosen, — rheumatischen und gichtischen Neuralgien und Lähmungen und endlich zur Stärkung der Haut bei örtlicher Erschlaffung oder krankhafter Reizbarkeit derselben.

Auch die Mutterlauge wird, verdünnt in Form von Bädern, gegen ähnliche Krankheiten gerühmt, insbesondere gegen äußere Skrofeln, veraltelte Hautausschläge, chronische, rheumatische und gichtische Leiden der Gelenke und Knochen.

Noch sind endlich die Bäder von kohlensaurem Gas zu erwähnen, welche, wie in ähnlichen Kurorten, namentlich zu Meienberg, Franzensbad, Marienbad und Anderen, theils in verschlossenen Badewannen, theils blos örtlich mit glücklichem Erfolg angewendet werden, bei hartnäckigen rheumatischen und gichtischen Lokalaffectionen, Neuralgien und Paralysen, — bei chronischen Leiden des Uterinsystemes von Schwäche, Suppressionen der monatlichen Reinigung **Menstruatio difficilis**, — nässenden Hautausschlägen, schlaffen und fauligen Geschwüren, endlich örtlich bei Schwerhörigkeit so wie bei chronischen, gichtischen, skrofulösen und rheumatischen Leiden des Gehörorgans. —

Die Nähe der Eisenquellen von Bocklet und Brückenau ist für die Kurgäste von Kissingen von großen Nutzen, wenn später eine stärkende Nachkur erforderlich wird. Bocklet liegt so nahe bei Kissingen, daß nach Umständen der Gebrauch der Mineralquellen beider Kurorte verbunden werden kann; — ich habe öfters Kranke in Kissingen den Ragozi trinken und dabei gegen das Ende der Kur nach dem nahen Bocklet täglich fahren lassen, um dort zu baden. —

Wenn gleich erst in der neueren Zeit als Heilquelle benutzt, hat sich die jod- und bromhaltige Soole zu **Kreuznach** durch ihre ausgezeichneten Wirkungen sehr bald einen so wohlverdienten und ausgebreiteten Ruf erworben, daß sie gegenwärtig zu den berühmtesten und besuchtesten Kurorten Teutschlands gezählt werden kann. Erhöhet werden die Vorzüge dieser Heilanstalt durch die günstigen örtlichen Verhältnisse und die guten Einrichtungen, welche vorzüglich durch die Thätigkeit des Herrn Hofrath Prieger, Brunnenarzt und Begründer dieser Heilanstalt, in's Leben gerufen worden sind.

Die alte Stadt Kreuznach, Hauptstadt des Kreises dieses Namens, erfreut sich einer sehr malerischen und zugleich gesunden Lage in der Erweiterung des reizenden Nahe-Thales, nur wenige Meilen vom

Rheine entfernt, dem Strome des Lebens und der Bewegung, durch ihn und gute Kunststraßen mit dem östlichen und westlichen Teutschland, mit Frankreich, Belgien und Holland verbunden.

Die aus Porphyr entspringenden Soolquellen haben die Temperatur von 10 bis 24 Grad R. und zeichnen sich, abgesehen von ihrem reichen Salzgehalt, nach Loewig's, G. Osann's und Bauer's Analysen, durch die Menge von Brom aus, wodurch sie alle anderen Soolquellen weit übertreffen.

Die den jod- und bromhaltigen Soolquellen eigenthümlichen Wirkungen treten daher in diesen noch stärker hervor; — sie wirken kräftig auf die Organe der Resorption, das Drüsen- und Lymphsystem, die äußere Haut, die Schleimhäute, die Harnwerkzeuge und das Genitalsystem umstimmend, verbessernd auf die Se- und Excretionen, die Mischungsverhältnisse umändernd, auflösend und rückbildend auf krankhafte Struktur-Veränderungen oder Krankheitsprodukte.

Benutzt werden sie als Getränk, Wasserbad (bereitet aus der concentrirten, an Brom so reichen Mutterlauge) als Einspritzung, kalte und warme Douche, Staub- und Regenbad.

Zu widerrathen oder nur sehr bedingt zu erlauben, ist ihr Gebrauch in Form von Bädern in allen den Fällen, wo von ihrer zu erregenden oder zu kräftig in den Vegetations-Prozeß eingreifenden Wirkung Nachtheil zu besorgen steht, namentlich bei Anlage zu Schlagfluß, oder activen Blutflüssen, entzündlichen Leiden oder Exulcerationen wichtiger Centralorgane, sehr großer allgemeiner Schwäche, Reigung zur Verflüssigung der Säfte, scorbutischen Complicationen, Colliquationen, lentescirendem Fieber, ausgebildeten Abzehrungen und Wassersuchten; — dagegen in allen den Fällen zu empfehlen, wo die krankhaft vermehrten oder qualitativ veränderten Se- und Excretionen verbessert und beschränkt, das Nervensystem gehoben und gekräftigt, die Resorption erhöht, vorhandene Dyscrasien getilgt und zugleich Rückbildungen von krankhaften Metamorphosen bezweckt werden. Der Erfahrung zu Folge haben diese Heilquellen als Bad und Getränk sich ausgezeichnet hülfreich erwiesen in den hartnäckigsten und mannichfaltigsten Formen der Skrofelsucht und der Tuberkelbildung, — allgemeiner Skrofulosis, veralteten skrofulösen Drüsenanschwellungen und Verhärtungen, Leiden der Augen, Augenlieder und des äußeren Ohres, — skrofulösen Schleimflüssen, Geschwüren und Auflockerungen der Schleimhäute, Tuberkeln der Lungen und der Schleimhaut der Luftröhre, — Stockungen, Anschwellungen und Verhärtungen der Leber, Milz, Prostata und der Hoden; — skrofulösen, rhachitischen, syphilitischen und syphilitisch merkuriellen Leiden der Knochen und Gelenke, — Anschwellungen, Auftreibungen und Verkrümmungen, Exulcerationen, Caries der Gelenke, Gelenk- und Lymphgeschwülste, Anchylosis, Tumor albus.

Von ausgezeichnetem Werth sind sie ferner bei Leiden der Harn- und Geschlechtswerkzeuge, bedingt durch reine Schwäche, — Störungen ihrer Ab- und Aussonderungen und dadurch veranlaßten krankhafein Metamorphosen, — Anomalien der Menstruation, Unfruchtbarkeit, Neigung zu Abortus, Schleimflüssen mit Auflockerung und Exulcerationen der Schleimhaut der Vagina, — Stockungen, Anschwellung und anfangenden Verhärtungen des Uterus; — chronischen Leiden der Nieren und Harnblase, Gries- und Steinbeschwerden, veralteten Schleimflüssen mit Auflockerung, Verdickung oder andern Entartungen der Schleimhaut oder der übrigen Häute der Blase.

Auch bei hartnäckigen Hautausschlägen, **Herpes exedens, Mentagra, Sycosis** u. A. werden sie mit günstigem Erfolg angewendet, in sofern diese Ausschläge als Folgen skrofulöser, gichtischer, syphilitischer oder merkuriell-syphilitischer Dyskrasien zu betrachten sind.

Endlich hat man sie, gleich ähnlichen kräftigen Soolquellen, besonders in Form von Bädern bei hartnäckigen rheumatischen und gichtischen Leiden so wie chronischen Nervenkrankheiten, hysterischen Affectionen, nervöser Hypochondrie und Lähmungen empfohlen.

Sehr hülfreich erweisen sich bei der Mehrzahl der genannten Krankheiten der weiblichen Genitalien, Einspritzungen von Soole von 12 — 20 Gr. R.

Schließlich muß ich noch auf die an wirksamen Bestandtheilen so reiche Salzluft bei den Gradirhäusern aufmerksam machen; sie ist so stark mit Salztheilen, Jod und Brom gesättigt, daß sie auffallend nicht blos den Sinn des Geruchs, sondern auch den des Geschmacks in Anspruch nimmt und mit günstigem Erfolg bei chronischen Leiden der Schleimhaut der Luftröhre und Bronchien, bei Blennorrhoen mit

Verdickung und Auflockerung der Schleimhaut, bei schwächlichen, zur Tuberkelbildung disponirten Subjekten oder schon vorhandenen Tuberkeln benutzt wird. Auf den bei den Gradirwerken befindlichen Ruhebänken läßt man die Kranken täglich eine Stunde, und später längere Zeit diese stark gesäuerte Luft einathmen.

Der sehr alte, durch seine reiche Saline berühmte Markt **Ischl** liegt fast im Mittelpunkte des K. K. Oesterreichischen Salzkammergutes in dem reizenden Thale der Traun, von sehr hohen und steilen Bergen umschlossen zwischen dem Hallstädter und Gmündener See, 1433 Fuß über dem Meere. Das hier befindliche, erst seit 1821 benutzte, mit einem Badehaus und den erforderlichen Apparaten ausgestattete Soolbad hat sich durch seine Wirksamkeit in kurzer Zeit einen ausgebreiteten Ruf erworben und erfreut sich jährlich eines sehr zahlreichen Zuspruches von Kurgästen.

Die reizenden Umgebungen von Ischl tragen ganz den Charakter der Alpennatur, zeichnen sich durch eine dieser entsprechenden Vegetation aus und haben die Errichtung einer sehr vorzüglichen Molkenanstalt begünstigt, durch welche dieser Kurort noch einen besondern Werth erhält. Allein oder in Verbindung mit den hiesigen Soolbädern haben sich die hier bereiteten Molken sehr hülfreich in allen den Fällen erwiesen, in welchen ihr Gebrauch unter Mitwirkung einer belebend stärkenden Gebirgsluft angezeigt ist, namentlich bei blenorrhoischen Leiden der Respirations=Organe, chronischer Bronchitis, anfangender Hals= und Lungenschwindsucht, Dyskrasien und Cachexien, skrofulösen und psorischen Leiden, so wie endlich bei Stockungen im Unterleib.

Die durch Auslaugen gewonnene Soole wird in Form von Wasserbädern, gleich ähnlichen Soolbädern, gerühmt bei chronischen Leiden des Drüsen= und Lymphsystems, skrofulösen Geschwülsten, und Verhärtungen, Stockungen im Uterinsystem, Hypertrophie und krankhaften Metamorphosen der Ovarien, hartnäckigen Hautausschlägen und veralteten Geschwüren, — rheumatischen und gichtischen Leiden, vorzüglich wenn diese durch große Erschlaffung oder krankhaft erhöhte Reizbarkeit der äußeren Haut für schnellen Temparaturwechsel bedingt werden, — chronischen Nervenkrankheiten von reiner Schwäche, allgemeine Nervenschwäche, Hysterie, konvulsivischen Leiden, Neuralgien, Lähmungen.

Mit sehr günstigem Erfolg werden diese Bäder endlich häufig als stärkende Nachkur empfohlen nach dem vorhergegangenen Gebrauch auflösender Mineralquellen.

Unterstützt wird die Anwendung der Wasserbäder durch die der Douche insbesondere bei hartnäckigen gichtischen oder rheumatischen Lokalleiden, Lähmungen, Anschwellungen und Verhärtungen.

Endlich hat man auch die beim Sieden der Soole sich entwickelnden sehr wirksamen, aber zugleich auch sehr reizenden Salzdämpfe benutzt und zu diesem Zweck über den großen Siedpfannen Gallerien mit abgeschlossenen Cabinetten angebracht, in welchen man

Kranke sich der Einwirkung dieser heißen Salzdämpfe aussetzen läßt. Sie werden bei hartnäckigen blennorrhoeschen Affectionen der Respirations-Organe, veralteten gichtischen und rheumatischen Leiden, großer Unthätigkeit der äußern Haut und chronischen Hautausschlägen empfohlen, sind jedoch wegen ihrer reizenden Wirkung nur mit Vorsicht zu gebrauchen. —

An Ischl reiht sich das Wildbad **Kreuth** im Bayerschen Hochlande. Es liegt von dem reizenden Tegernsee nur einige Stunden entfent, auf einem schönen Wiesengrund, 2911 Fuß über den Meer erhaben, umkränzt von sehr hohen Waldbergen. Für die geräuschvollen Zerstreuungen, welche größere Kurorte auszeichnen, entschädigt hier der ungetrübte Genuß einer reichen Natur, eine üppige Alpenvegetation, großartige Gebirge und eine reine, stärkende Gebirgsluft.

Die zum Etablissement gehörigen Gebäude umfassen gute Wohnungen für Kurgäste und Badezimmer zu Wannen-, Douche-, Tropf- und Dampfbädern. Der große Saal, in welchem die Molken und die frisch ausgepreßten Kräutersäfte verabreicht werden, gewährt bei ungünstiger Witterung zugleich dem Kranken Gelegenheit und Raum, sich zu ergehen.

Durch die reiche Alpenvegetation, welche Kreuth umgiebt, ist die hier bereitete Molke von so vorzüglicher Güte, daß sie mit den besten der bekannten Molken-Anstalten wetteifert.

Im Bezug auf die Lage ähnlicher Molkenanstalten gehört Kreuth zu denjenigen, welche die Vortheile und Nachtheile einer sehr hohen Lage haben.

Die klimatischen Verhältnisse von Kreuth tragen unverkennbar den Charakter einer rauhen Alpennatur, — die reinere, leichtere, balsamische und reizende Gebirgsluft ist zwar im Allgemeinen schnellen Temperaturwechsel unterworfen, zuweilen empfindlich kalt des Nachts, gewährt aber eben deßhalb auch an heißen Tagen ein gewisses Gleichmaaß.

Zu widerrathen allen den Kranken, welche an einem großen Erethismus der Schleimhaut der Luftwege und der Lungen, an einem leicht erregbaren Blutsystem, Neigung zu Bluthusten, florider eitriger Hals- oder Lungenschwindsucht leiden, und bei welchen schon die genannten Krankheiten bis zur Höhe der Colliquation gesteigert sind; es pflegt dagegen der Aufenthalt in dieser reizend stärkenden Gebirgsluft sehr wohlthätig in allen den Fällen zu wirken, wo reine Schwäche des Nervensystems, oder Erschlaffung und atonische Schwäche der Luftwege vorwalten, und pflegt besonders sehr zarten nervösen Constitutionen zuzusagen.

Die zu und bei Kreuth entspringenden kalten Mineralquellen enthalten nach Vogel und Fuchs erdige Salze und nur wenig Schwefelwasserstoffgas und kommen in diesem Kurort weniger in Betracht, als die sehr salzreiche in Form von Bädern benutzte Soole, die als Getränk viel gebrauchte Molke und die frisch ausgepreßten Kräutersäfte. — Die Soolbäder werden allein in allen den Fällen in Gebrauch gezogen, in welchen ähnliche, wie z. B. die von Ischl, angezeigt sind, häufiger aber auch zur Unterstützung der Molken- und Kräuterkur benutzt.

Unterstützt durch Soolbäder und die belebend und stärkende Alpenluft, hat der Gebrauch der trefflichen Molken und frisch ausgepreßten Kräutersäfte sich namentlich sehr hülfreich erwiesen bei chronischen Krankheiten der Respirationsorgane, Blennorrhöen, veralteter Bronchitis, anfangender Hals- und Lungenschwindsucht, — Leiden des Nervensystems erethischer Art, allgemeiner Nervenschwäche, Hysterie, krampfhaften Affectionen der Unterleibsorgane, — Stokkungen im Leber- Pfortader- und Uterinsystem, Hämorrhoidalbeschwerden, hartnäckigen Verschleimungen und Gelbsucht, krankhaften Anomalien der Menstruation und Bleichsucht, — Cachexien und Dyskrasien, Skrofeln chronischen Hautausschlägen und rhachitischen Leiden, — endlich bei Blasenhämorrhoiden, Blasenkrämpfen und Griesbeschwerden.

Die **Adelheidsquelle** zu Heilbrunn bei Tölz in Baiern enthält zwar weniger Brom als die Kochsalzquellen zu Kreuznach, aber eine nicht unbeträchtliche Menge Jod, und schließt sich daher hinsichtlich ihrer Mischungsverhältnisse und Wirkungen an letztere. Sie wird versendet, und hat sich auch von der Quelle entfernt als Getränk sehr bewährt bei Skrofeln, skrofulösen Geschwülsten und Verhärtungen, besonders Struma lymphatica, veralteten skrofulösen Leiden der Augen und des Gehörorgans; — hartnäckigen Krankheiten der Harnwerkzeuge, erschwerten und schmerzhaften Harnen in Folge von Auflockerungen der Schleimhaut der Harnröhre, Leiden der Häute der Blase oder der Prostata, Blasenhämorrhoiden, Blasenkrämpfe, Gries= und Steinbeschwerden; — Krankheiten des Uterinsystems, bedingt durch torpide Schwäche, krankhafte Störungen der Menstruation, **Fluor albus**, Stockungen im Uterinsystem, Hypertrophie der Ovarien.

An die Adelheidsquelle reihen sich zwei, in Nordteutschland weniger bekannte, Kochsalzquellen wegen ihres Jodgehaltes von analoger Wirkung — die Salzquelle zu **Hall** in Oesterreich, welche wegen ihrer großen Wirksamkeit bei Geschwülsten und Verhärtungen, insbesondere Kröpfen, schon lange unter dem Namen des „Kropfwassers“ gebraucht wird, — und die Mineralquellen zu **Luhatschowitz** in Mähren, welche außer Kochsalz, Jod und Brom eine nicht unbeträchtliche Menge kohlensaures Natron und kohlensaures Gas enthalten und sich in ähnlichen Krankheiten, namentlich gegen Skrofeln, so wie bei Stockungen im Leber= und Pfortadersystem, hartnäckigen Leiden der Harnwerkzeuge, Gries= und Steinbeschwerden sehr hülfreich erweisen.

Das **Wildbad** im Schwarzwald schließt sich hinsichtlich seiner Mischungs=Verhältnisse und Wirkungen an die schon erwähnten Bäder von Gastein und Pfeffers (S. 187), welche sämmtlich wegen ihren äußerst geringen Gehalt an festen und flüchtigen Bestandtheilen mit Recht mit dem Namen von „indifferenten Heilquellen“ bezeichnet worden sind.

An der Ens, in einem schmalen Wiesenthal gelegen, 1330 F. über dem Meer erhaben, umschlossen von hohen und steilen, mit hochstämmigen Tannen bewachsenen Bergen, gehört das Wildbad zu den ältesten Bädern Teutschlands und hat sich in den letzten Jahren einer sehr zunehmenden Frequenz von Kurgästen zu erfreuen gehabt.

Die aus Granit entspringenden Thermalquellen haben die Temperatur von 23 bis 30 Gr. R. und zeichnen sich, wie schon erwähnt, durch einen sehr geringen Gehalt an festen und gasförmigen Bestandtheilen aus; sechszehn Unzen Thermalwasser enthalten nach Sigwart nur 3,50 Gr., nach Degen 4,30 Gr. feste Bestandtheile, unter diesen als vorwaltenden Kochsalz, von dem flüchtigen Stickgas.

Analog den Wirkungen der Heilquellen von Gastein und Pfeffers ist auch die des Thermalwassers des Wildbades mehr dynamisch, weniger materiell, zunächst zwar auf die niedere Sphäre des Nervensystems und des vegetativen Lebens gerichtet, krampfstillend, beruhigend und zugleich gelind bethätigend die Ab- und Aussonderungen der Schleimhäute, der Nieren, des Uterinsystems und der äußeren Haut, aber weniger umändernd und eingreifend auf die Mischungs-Verhältnisse der flüssigen und festen Theile.

Als Wasserbad angewendet, wirkt dasselbe belebend und erregend auf das Nerven- und Blutsystem, verursacht zunächst ein behagliches Gefühl, nach dem Bade im Anfange oft Müdigkeit, Abspannung, Neigung zum Schlaf, bei längerem Verweilen im Wasser vorübergehenden Kopfschmerz, Schwindel, Druck und Beengung der Brust, — Zufälle, welche meist aber nach dem Gebrauch von sechs bis acht Bädern aufhören. Erst später tritt eine gelind stärkende, die Se- und Excretionen bethätigende und zugleich beruhigende Wirkung hervor, die Ab- und Aussonderungen der Nieren, des Uterinsystemes, der Schleimhäute und der äußeren Haut werden vermehrt, die Assimilation verbessert, kritische Reactionen hervorgerufen, ein eigenthümlicher Hautausschlag so wie kritische Ausscheidungen durch den Darmkanal, die Harnwerkzeuge und das Uterinsystem. Nach Beendigung der Badekur fühlen die Kranken sich oft angegriffen und bedürfen einer stärkenden, aber nicht zu tonisirend einwirkenden Nachkur. Man empfiehlt zu diesem Ende die nur eine Tagereise entfernten, auflösend stärkenden Mineralquellen von Rippoldsau, oder die eisenhaltigen Kochsalzquellen von Cannstadt. Erfolgt schon während der Kur wesentliche Besserung, so ist sie meist anhaltend; im entgegengesetzten Fall bleiben oft günstige Nachwirkungen nicht aus.

Man benutzt das Thermalwasser zwar auch als Getränk, aber das Baden bildet hier gleichwohl den wesentlichsten Theil der Kur. Im Durchschnitt rechnet man 24 — 30 Bäder zu einer Kur, nur in außerordentlichen Fällen mehr; in der Regel wird täglich ein Bad genommmen, nur ausnahmsweise zwei; man verweilt in einem Bade anfänglich eine

Viertelstunde und steigt dann bis zu einer ganzen Stunde.

Sehr beachtenswerth ist der schon von J. Kerner hervorgehobene Vorzug, daß das Thermalwasser, als Bad benutzt, weder einer künstlichen Erwärmung noch Abkühlung bedarf, und daher ohne eine chemische oder chemisch-dynamische Veränderung zu erleiden, in der ganzen Integrität seiner ursprünglichen Wärme und seiner eigenthümlichen Mischungsverhältnisse angewendet werden kann.

Es bestehen größere und kleinere Bassins, in welchen gemeinschaftlich gebadet wird, aber auch mehrere zu Einzelnbädern.

Halbbäder und Einspritzungen werden sehr gerühmt bei Krankheiten des Uterinsystems, — Klystiere von Thermalwasser bei Stockungen und krampfhaften Affectionen in den Darmkanal, besonders gegen das Ende der Kur während des gleichzeitigen inneren Gebrauches des reinen Thermalwassers oder des letzteren, mit einem Zusatz von Bittersalz.

Zu widerrathen ist der Gebrauch der Bäder bei wahrer Vollblütigkeit, starken activen Blutcongestionen nach Kopf und Brust, Disposition zu Schlagfluß und Bluthusten, Fieber und Entzündungen, Exulcerationen in den Centralorganen, Wassersucht und endlich bei organischen Fehlern des Herzens und der großen Gefäße.

Mit sehr glücklichem Erfolg werden die Bäder allein oder in Verbindung mit der Trinkkur bei Krankheiten der weiblichen Geschlechtstheile benutzt, bei Blennorrhöen, Unfruchtbarkeit, Bleichsucht, unregelmäßiger, zu sparsamer oder schmerzhafter Menstruation, durch krankhafte Störungen im Uterinsystem bedingten hysterischen Leiden.

Hülfreich haben sie sich ferner erwiesen gegen Lähmungen von örtlicher Schwäche bei blutarmen Subjekten in Folge apoplectischer Zufälle, von Metastasen und lang anhaltenden krampfhaften Leiden. Wenig Hoffnung zur Wiederherstellung gewähren dagegen die Lähmungen, welche von gewaltthätigen Erschütterungen, Verletzungen des Rückenmarks, heftigen Anfällen von Apoplexie mit gänzlichem Verlust der Bewegung und Empfindung entstanden oder wohl schon mit Atrophie des leidenden Theiles complicirt sind. Bei eintretender Besserung erfolgt anfänglich mehr Beweglichkeit, ein Gefühl von Kribbeln in dem leidenden Theile, später mehr Wärme, Empfindung und Schweiß; zuweilen tritt auch Besserung ein in Form von plötzlich sich einstellenden und gleich schnell verschwindenden eigenthümlichen Empfindungen, gleich elektrischen Schlägen in den leidenden Theilen.

Gleich den Bädern von Gastein hat man auch die des Wildbades gegen die Folgen von äußeren Verwundungen oder anderen Verletzungen benutzt, gegen Steifigkeit der Gelenke, Contrakturen veraltete Verrenkungen und Knochenbrüche, Knochensplitter, so wie fremde in den Körper gedrungene und zurückgehaltene Körper.

Sie werden nicht minder empfohlen gegen atonische, kallöse und dyskrasische Geschwüre, Knochenanschwellungen, Spina ventosa, Caries, Tumor albus, Omalgie und Coxarthrocace im ersten Stadium.

Sehr beruhigend und wohlthätig sind sie bei chronischen Leiden der Harnwerkzeuge erethischer Art, von rein dynamischen, aber auch von materiellen Ursachen, krampfhaften Beschwerden der Blase, Blennorrhöen, Blasenhämorrhoiden, so wie bei Gries- und Steinbeschwerden.

Auch gegen Neuralgien sind sie empfohlen worden, namentlich Hüft- und Lendenweh und Gesichtsschmerz in Folge gichtischer, psorischer oder syphilitischer Dyskrasien. —

Als Getränk wird das Thermalwasser des Wildbades vorzugsweise benutzt, wenn die Ab- und Aussonderungen befördert und die vorhandene krankhaft erhöhte Reizbarkeit zugleich herabgestimmt und beruhigt werden soll.

Mit großem Nutzen sind sie daher bei hartnäckigen, krampfhaften Affectionen des Magen- und Darmkanals angewendet worden, bei Magenkrampf, Koliken, Krampfkoliken, Flatulenz, habituellen Erbrechen, (vorausgesetzt, daß die Beschwerden rein nervös und keine gastrischen Crudidäten vorhanden sind), — so wie bei chronischen Leiden der Schleimhaut der Luftwege, selbst der Lungen, hartnäckige Verschleimungen, veralteten Brustkatarrhen, Heiserkeit.

Sehr zweckmäßig unterstützt wird der innere Gebrauch des Thermalwassers durch die Verbindung desselben mit Molken, zu welchem Zweck schon seit mehreren Jahren hier eine Molkenanstalt besteht. —

An das Wildbad reiht sich eine zweite, nur einige Meilen von demselben entfernte Thermalquelle, das Bad zu **Liebenzell** nahe bei Calw, in dem anmuthigen Thale der Nagold, 995 Fuß über dem Meere. Das Thermalwasser ist gleich dem des Wildbades arm an festen und flüchtigen Bestandtheilen, scheint seine Entstehung einen mit dem Thermalwasser des Wildbades gemeinschaftlichen Herd zu verdanken, ist aber von weit niedrigerer Temperatur, und weniger besucht.

Schließlich nur noch einige Worte über das schon erwähnte (S. 188) und viel besuchte Seebad auf der Insel Helgoland. — Diese Insel unterscheidet sich von ähnlichen, auf welchen Einrichtungen zu Seebädern sich befinden, wie z. B. den von Norderney und Wangeroge, dadurch, daß sie viel entfernter als Letztere vom festen Lande liegt und daher alle wesentlichen Eigenthümlichkeiten eines Seebades, reine Seeluft, salzreiches Meerwasser und kräftigen Wellenschlag vereint.

Die Insel besteht aus einem hohen, sehr steilen Felsen von braunrothem Sandstein. Die auf dem nordöstlichen Theil des Plateaus der Insel liegende Oberstadt zählt einige hundert Häuser, wird von Schiffern und Fischern bewohnt, welche sich durch Einfachheit der Sitten, Biederkeit und Treuherzigkeit auszeichnen und enthält zugleich einfache, aber reinliche Wohnungen für die Kurgäste. Auf dem Felsen weht oft starker Wind; die Hitze im Sommer wird durch die frische Seeluft gemildert, die Winter sind aus demselben Grunde weniger trocken, das Frühjahr bringt viel Nebel.

An dem nordöstlichen Abhange der Insel hat sich ein flaches Vorland aus röthlichen Thon- und Kalkstein gebildet, welches das „Unterland" genannt wird, im Gegensatz zum Plateau der Insel, welches den Namen des „Oberlandes" führt. Verbunden werden beide durch eine Treppe von 173 Stufen, welche den einzigen Weg gewährt, um auf das steile und hohe Oberland zu gelangen.

Eine Viertelstunde nordöstlich liegt eine mit nur spärlicher Vegetation bedeckte Sanddüne, zu welcher man fährt, um Seebäder zu gebrauchen.

Als wesentliche Vortheile dieses Seebades sind hier, wie schon erwähnt, sehr hervorzuheben die reine, stärkend belebende Seeluft, das salzreiche, durch kein süßes Wasser geschwächtes Meerwasser und zugleich der sehr starke Wellenschlag; — als Unbequemlichkeiten dagegen die hohe, zur Insel führende Treppe, welche bei jedem Bade von denen auf dem Plateau der Insel wohnenden Kranken passirt werden muß, und der Umstand, daß, um in der See zu baden, die Kranken die bei stürmischer Witterung oft lästige Ueberfahrt auf der See nach jener Sanddüne machen müssen.

Tabellarische Uebersicht der vorzüglichsten Heilquellen Teutschlands.

Der Zweck dieser Classification ist, die Heilquellen nach medicinischen Gesichtspuncten, das heißt nach ihrer Grundwirkung auf den Organismus, einzutheilen und zu ordnen, und sie so zur bequemen Uebersicht des praktischen Arztes in vergleichenden Tabellen neben einander zu stellen.

Ich habe dabei folgende Grundsätze befolgt:

Jedes Mineralwasser hat, so wie jedes Heilmittel, eine Grundwirkung, welche zum Theil zwar von dem vorherrschenden Bestandtheil, mehr aber noch von der eigenthümlichen Mischung und Darstellung, dem innern Leben, und dem dadurch bewirkten lebendigen Totaleindruck auf das Lebende, bestimmt, und nur durch Beobachtung dieser, also durch Erfahrung, ausgemittelt werden kann.

Der chemisch und physisch vorherrschende Bestandtheil ist keineswegs auch immer der medicinisch vorherrschende; denn jener wird durch die überwiegende Quantität bestimmt, dieser durch die den Organismus vorzüglich ergreifende Qualität. Dies zeigt sich am deutlichsten bei dem Eisengehalt. Hier kann ein Gran von so großer Wichtigkeit und Einfluß seyn, als ganze Drachmen erdigter und salinischer

Bestandtheile, und demnach einen wichtigern Eintheilungsgrund abgeben, als diese. Dasselbe gilt vom Schwefel, vom kohlensauren Gas.

Es kann aber durch mancherlei Zumischungen und Verbindungen, vielleicht noch ganz unbekannter Stoffe, der vorherrschende Bestandtheil auch wieder so umgestaltet und modificirt werden, daß dadurch ganz neue Wirkungen entstehen, und das Mineralwasser dem gemäß, in medicinischer Hinsicht, auch einen andern Platz erhalten muß.

Das kohlensaure Gas ist ein für den Organismus so wichtiger Bestandtheil, daß mir eine genauere Entwicklung und eine nach dessen Gehalt angeordnete Tabelle für den praktischen Arzt sehr nützlich schien.

Eisenwasser.

In ferro est aliquid divinum; sed nunquam praeparata ejus artificialia id operantur, quod Acidulae martiales. **Boerhave** de Morb. nerv.

Die **Grundwirkung** der eisenhaltigen Mineralwasser ist im hohen Grad reizend, erhitzend, Blutcongestionen erregend, anhaltend, zusammenziehend, den Ton der Faser vermehrend, bindend, sowohl das Organische, als auch das Fremdartige, die Lebenskraft erhöhend und stärkend, das Blut selbst unmittelbar belebend, seine Wärme, seinen Cruor, seine Plasticität vermehrend. — Die Organe, worauf sie zunächst und am stärksten wirken, sind: das Verdauungs- und ganze Assimilationssystem, das Blutsystem, die Lungen, das Nervensystem, bis in seine höchsten und feinsten Thätigkeiten.

Die **Krankheiten**, worin sie am ausgezeichnetsten wirken, sind: die höhern Grade der Nervenschwäche, Hypochondrie, Hysterie, alle Arten von Krämpfen aus dieser Ursache, Lähmungen, Blutmangel, wässerige Beschaffenheit desselben, Mangel an rothem Blut, an Gerinnbarkeit, Wärme, Leben in demselben (chlorotische Dyskrasie), Schlaffheit der

Faser überhaupt, Schwäche des Gefäßsystems und erhöhete oder verminderte Reizbarkeit desselben aus dieser Ursache, alle Arten von passiven Hämorrhagien, Blutergießungen, mit Ausnahme des Bluthustens; Schwäche des Magens und der Verdauung, Magenkrampf, Kolikschmerzen, Flatulenz aus dieser Ursache, langwierige Diarrhöe, Schleimhämorrhoiden, die Wurmerzeugung, selbst der Bandwurm; Schwäche des lymphatischen und Drüsensystems, Anlage zur Skrofelkrankheit, englische Krankheit, Atrophie der Kinder; atonische Gichtbeschwerden und Rheumatismen; besonders Schwäche des Zeugungssystems, weißer Fluß, Kälte, Unfruchtbarkeit, Impotenz aus dieser Ursache.

Nachtheilig sind sie, vor allem in allen Lungenkrankheiten, die zur Blutcongestion und entzündlichen Zustand, zum Bluthusten und zur Hektik hinneigen; bei Vollblütigen, und überhaupt zu Erhitzungen und Entzündungen Geneigten; bei Neigung zum Blutschlagfluß, oder schon da gewesenen; bei festen Verstopfungen der Eingeweide des Unterleibes, der Lungen (Tuberkeln) und der äußern Drüsen, welche dadurch in Verhärtungen verwandelt und unheilbar gemacht werden können, wovon mir traurige Beispiele bekannt sind. Doch diese Nachtheile sind nur bei den stärkern wenig salinischen Stahlwassern und ihrem starken Gebrauch zu besorgen. Auch ist bei eisenhaltigen Mineralwassern die größte Vorsicht in Absicht ihres Gebrauchs bei Schwangeren, vorzüglich in den ersten Monaten,

M

zu empfehlen, da sehr leicht dadurch Abortus bewirkt werden kann.

Sehr verschieden und mannichfaltig modificirt wird aber die Wirkung durch die verschiedenen Mischungen und Zusätze, die die Stahlwasser erhalten. Je mehr sie nämlich reine und starke Stahlwasser sind, d. h. je mehr sie Eisen und Kohlensäure und wenige salinische Bestandtheile enthalten, desto mehr gilt das, was von ihren Vortheilen und Nachtheilen hier gesagt ist. Je mehr aber die salinischen Theile die Oberhand erhalten und der Eisengehalt sich mindert, desto mehr verlieren sie einer Seits an den stärkenden, belebenden, erhitzenden Eigenschaften, aber desto mehr gewinnen sie an eröffnenden, auflösenden Kräften, und verlieren die Nachtheile der zu starken Zusammenziehung und Verstopfung; das ist der Fall bei den Mineralquellen von Kaiser Franzensbad, insbesondere den Franzensbrunnen. — Eine ganz vorzügliche Modification erhalten sie durch den überwiegenden Antheil von Laugensalz, wie in den Mineralquellen von Töplitz, Karlsbad, Geilnau, Fachingen, wodurch dem Eisen am meisten seine strenge zusammenziehende Eigenschaft geraubt, und seine tonisch=stärkende Kraft aufgehoben, aber eben durch die innigere Verbindung mit dem Mineralalcali ein ganz neues und herrliches tonisches Auflösungsmittel erzeugt wird, was bei Verstopfungen und Verschleimungen der Eingeweide einzig in seiner Art und von unschätzbarem Werth ist.

Merkwürdig ist es, daß manche Wasser, z. B. das von Liebenstein, der Selkenbrunnen, bei einem

Eise

Enthalten in einem Pfu

	Schwefels. Natron.	Schwefels. Magnesia.	Schwefels. Kalkerde.	Kochsalz.	Salzsaure Talkerde.	Chlorcalcium
Pyrmont . .	2,145	2,697	7,221	—	1, 26	—
Driburg . . .	3,888	4,250	8,425	—	0, 35	—
Eger	24,50	—	—	9,230	—	—
Schwalbach .	0,160	—	—	0,185	—	—
Spaa	0,037	—	—	0,449	—	—
Cudowa . . .	2,436	—	—	0,626	—	—
Altwasser . .	1,030	1,523	1,291	—	—	—
Flinsberg . .	0,058	—	—	0,038	—	—
Reinerz . . .	0,803	—	—	0,099	—	—
Brückenau . .	—	0,600	0,200	0,300	—	—
Kannstadt . .	7,750	2,125	11,20	19,50	0,005	0,
Imnau . . .	—	1,250	—	0,280	0,200	—
Wildungen. .	—	0,455	—	6,284	0,773	—
Meinberg . .	1,154	1,149	0,280	—	0,813	—
Liebenstein . .	1,389	0,3183	0,2444	1,2869	0,8076	0,
Selkenbrunnen	0,299	0,375	0,600	—	0,145	—
Lauchstädt . .	0,932	1,928	2,340	—	0,242	—

…ſer.

16 Unzen an Granen.

…	Kohlens. Magnesia.	Kohlensaure Kalkerde.	Kohlens. Eisenoxydul.	Kohlens. Mang. Oxyd.	Kieselsäure.	Extractivstoff.	Kubikzll. Kohlens. Gas.
	0,323	5,988	0,490	0,048	0,496	—	44,92
	—	9,123	0,512	0,072	—	—	41,65
3	0,672	1,800	0,235	0,043	0,473	—	40,85
	3,125	2,110	0,833	0,0001	0,0001	—	22,00
7	1,122	0,985	0,375	0,051	0,498	—	22,00
	1,270	3,442	0,208	0,035	0,645	0,868	40,50
	0,080	—	0,728	0,160	0,650	0,660	9,750
	0,784	1,899	0,259	0,030	0,647	—	27,82
	1,282	4,634	0,111	0,0008	0,779	0,151	26,78
	0,150	0,550	0,250	—	—	—	35,50
	0,142	7,142	0,142	—	—	—	23,33
	—	7,000	0,250	—	0,250	0,280	26,00
	8,589	8,524	0,236	0,033	1,116	—	40,55
	0,153	1,450	0,030	0,010	0,060	0,575	34,36
9	1,4598	4,3546	0,5297	0,1088	0,0241	—	37,0858
	—	—	—	—	0,109	—	8,00
	0,932	0,459	—	—	—	—	3,862

geringen Antheil von kohlensaurem Gas mehr Eisen enthalten, als andre an Kohlensäure reichere. Stärker in medicinischer Hinsicht können wir sie deshalb nicht nennen, da unstreitig die Kraft, im Allgemeinen auf den Organismus zu wirken, durch das beiwohnende Geistige am meisten bestimmt wird. Aber dennoch entsteht dadurch eine Modification der Wirkung, die diese Klasse für manche Arten des krankhaften Zustandes besonders passend und höchst schätzbar macht. Für solche Kranke nämlich, welche an Nervenschwäche, dabei aber einer großen Erregbarkeit des Blutsystems und Schlaffheit ihrer Mündungen, oder atonischer Erschlaffung einzelner Organe leiden, wodurch es also geschieht, daß Alles, was aufregend und erhitzend auf das Blutsystem wirkt, sogleich Blutungen erregt, als da sind: Gebärmutter-, Lungen- und Hämorrhoidalblutungen. Solchen bekommen die sehr geistigen kohlensauren Eisenwasser nicht, eben weil sie das Blut zu stark aufregen, und doch bedürfen sie des Eisens höchst dringend. Hier also ist der Gebrauch dieser weniger geistigen, aber eisenreichen Wasser vorzüglicher und heilbringender.

Laugenwasser.

Die Grundwirkung der alkalisch-kohlensauren Wasser ist: kühlend, reizend, Absonderungen befördernd, eröffnend, auflösend, erschlaffend, in zu starker oder zu langer Anwendung zersetzend. Die Organe, worauf sie zunächst und am stärksten wirken, sind: das Verdauungsorgan, die Nieren, die Leber, das Lymph- und Drüsensystem, die schleimabsondernden Oberflächen.

Die Krankheiten, worinnen sie die größte Wirksamkeit zeigen, sind: die Verstopfungen der Eingeweide des Unterleibs, besonders der Leber, gallichte Concretionen, die Gicht, die Stein- und Grieserzeugung, die Schleimflüsse, die Drüsenkrankheiten und Verhärtungen, hartnäckige äußere Geschwüre. — Die Krankheiten, in welchen sie nachtheilig wirken, sind: der Scorbut, die Wassersucht, das hektische Fieber, überhaupt jeder auf Zersetzung und Abzehrung hinwirkender Krankheitsprozeß, Geneigtheit zu Blutflüssen, Lebensschwäche und Erschlaffung der Faser.

Besitzen sie einen Zusatz von Eisen und einen damit verbunden Reichthum von kohlensaurem Gas, so wird ihre schwächende, erschlaffende, zersetzende

Lauge

Enthalten in einem Pfu

	Schwefels. Natron.	Schwefels. Kali.	Phosphors. Thonerde.	Kochsalz.	[illegible]
Heiße:					
Karlsbad . . .	19,86	—	0,002	7,975	0
Töplitz	0,545	0,008	0,023	0,422	
Laue:					
Ems	—	0,540	0,002	7,634	0
Kalte:					
Bilin	6,171	1,735	0,029	2,884	0
Fachingen . . .	0,169	—	—	4,312	
Geilnau . . .	0,090	—	—	0,297	
Kreuzbrunnen . .	38,11	—	0,003	13,56	[illegible]

asser.

16 Unzen an Granen.

Natron.	Kohlens. Magnesia.	Kohlens. Kalkerde.	Kohlens. Eisenoxydul.	Kohlens. Manganoxydul.	Kieselsäure.	Kubikzoll Kohlens. Gas.
95	1,369	2,370	0,027	0,006	0,577	11,85
72	0,284	0,499	—	—	0,322	14,19
,75	0,788	1,141	0,026	0,004	0,414	12,45
,73	1,197	3,066	0,009	—	0,355	33,58
,43	1,731	2,496	0,089	—	0,087	19,68
98	2,232	1,986	0,160		0,110	23,77
33	2,718	3,934	0,175	0,038	0,387	8,406

Kraft vermindert, eben dadurch aber auch ihre auflösende Wirkung. Sie sind dann auch bei schwächlichen und nervenschwachen Personen anwendbar, und besonders in jenen schwierigen Complicationen höchst wohlthätig, wo Nervenschwäche mit Verstopfungen oder Dyskrasie der Säfte verbunden ist.

Schwefelwasser.

Das herrschende Princip in diesen Wassern ist der Schwefel, und zwar in seiner flüchtigsten Gestalt, dem geschwefelten Wasserstoffgas. Die Grundwirkung ist daher flüchtig und verflüchtigend, erwärmend, reizend, auflösend, die Thätigkeit aller Systeme, aller Secretionsorgane mäßig befördernd, den Organismus chemisch durchdringend und umändernd.

Das Hauptorgan, worauf sie wirken, ist die Haut; nächstdem das Blutsystem des Unterleibs, die schleimabsondernden Oberflächen, das Lymph- und Drüsensystem.

Die Krankheiten, wo sie am wirksamsten, sind: Hautkrankheiten und Geschwüre von aller Art und der hartnäckigsten Dauer, Hämorrhoidalbeschwerden und alle Krankheiten aus dieser Quelle; Menstrualbeschwerden, ihre Störung und Unordnung; Blenorrhöen der Lungen und des Uterus; Gicht und langwierige Rheumatismen mit allen ihren Folgen, besonders Nervengicht; die Folgen der venerischen Uebel und jene veralteten, ausgearteten venerischen Krankheiten, bei denen kein Quecksilber helfen will, oder wo zu viel Quecksilber gebraucht ist, und der

Schwef

Enthalten in einem Pfu

	Schwefels. Natron.	Schwefels. Magnesia.	Schwefels. Kalkerde.	Kochsalz.	Salzsaure Talkerde.	Salzsaure Ka
Heiße:						
Aachen	2,121	—	—	20,71	—	—
Warme:						
Baden bei Wien	1,990	1,360	3,200	1,341	0,368	—
Warmbrunn . .	1,722	—	—	0,549	—	—
Laue:						
Landeck	0,248	—	0,008	—	—	—
Kalte:						
Nenndorf . . .	5,221	2,831	7,154	—	1,635	—
Eilsen	5,823	5,012	15,28	—	1,294	—
Limmern	0,040	—	0,080	0,640	0,020	0,28
Langenbrücken .	0,480	0,017	—	0,030		—
Meinberg . . .	5,844	1,733	8,835	—	1,035	—
Wipfeld	6,250	3,250	—	—	0,250	—
Schmeckwitz rc.	0,3600	—	0,1433	0,0233	0,0273	—

asser.

16 Unzen an Granen.

					Kubikzoll.		
Kohlens. Magnesia.	Kohlens. Kalkerde.	Kohlens. Eisenoxydul.	Kieselsäure.	Extractivstoff	Kohlens. Gas.	Schwefelwasserstoffg.	Stickstoffgas.
,152	0,232	—	0,539	—	8,000	0,133	18,53
,750	1,800	—	—	—	0,500	0,700	0,300
—	0,159	—	0,549	—	0,654	—	0,445
—	0,081	—	0,271	—	0,200	Spur	0,620
—	4,308	—	0,054	—	5,298	1,215	gering
,162	2,333	—	—	—	1,448	1,574	0,316
—	0,800	—	—	—	3,855	4,480	—
647	2,260	0,053	0,170	0,260	2,500	0,250	0,625
172	2,149	0,008	0,120	—	2,124	0,554	—
250	4,250	Spur.	—	0,250	2,500	0,300	—
0566	0,2050	0,0210	—	0,0443	—	0,2983	0,4526

Kranke an der Merkurialvergiftung leidet; überhaupt alle schleichenden Metallvergiftungen, von Blei, Arsenik u. s. w.; Steifigkeit und Unbrauchbarkeit der Glieder nach heftigen Strapazen, Krankheiten oder Verwundungen; Stockungen in den Gefäßen, Verstopfungen und Verhärtungen; metastatische Krankheiten aller Arten, besonders aus psorischen und gichtischen Quellen, selbst Nervenkrankheiten aus dieser Ursache. Man kann sagen, überhaupt alle Krankheiten, wo irgend ein verborgener, gebundener, einem System inhärirender Krankheitsstoff mobil zu machen und zu verflüchtigen, oder eine stockende Materie zu lösen ist.

Nicht passend sind sie bei scorbutischen und zu Hämorrhagien und wässriger Auflösung hinneigenden Krankheiten. Mit Vorsicht anzuwenden bei Lungenkrankheiten und hektischen Anlagen; die heißen bei Neigung zum Schlagfluß und bei großer Nervenerschöpfung.

Salzwasser.

Dahin gehören alle, welche nur Mittelsalze, kein, oder nur unbedeutend wenig Eisen, keinen Schwefel, kein vorherrschendes Mineralalkali enthalten. Ich theile sie in medicinischer Hinsicht in zwei Klassen: solche, bei denen das Bitter- und Glaubersalz vorherrscht (Bitterwasser), und solche, bei denen Kochsalz das Uebergewicht hat (Salzwasser).

Erstere zeichnen sich vorzüglich durch ihre purgirende Kraft aus, und werden daher häufig benutzt zur Reinigung des Darmkanals von Schleim und andern Unreinigkeiten, und zur Ableitung der Congestionen des Bluts und anderer Stoffe vom Kopfe und den obern Theilen. Als purgirendes Mittel haben sie den Vorzug, daß sie wegen der beiwohnenden Kohlensäure den Magen und die Nerven weniger schwächen, als die gewöhnlichen Purgirsalze.

Letztere wirken zwar auch auf den Darmkanal auflösend und eröffnend; dagegen aber mehr auf die zweiten Wege und Organe, vorzüglich die Nieren, die Lungen, das Lymph- und Drüsensystem. Ihre Grundwirkung ist kühlend, reinigend, gelind reizend, eröffnend, auflösend, Secretionen befördernd.

S. 273.

Salz

Enthalten in einem Pfu

	Schwefels. Natron.	Schwefels. Magnesia.	Schwefels. Kalkerde.	Kochsalz.	Salzsaure Talkerde.	Salzsaure Kalkerde.	Kohlens. Natron.
Kalte:							
Selters . . .	—	—	—	17,29	—	—	6,155
Pyrmonter Salzbrunnen	12,24	—	5,516	65,49	12,07	—	6,238
Kissingen . .	2,530	—	—	107,5	24,51	3,993	—
Schwalheim	0,965	—	—	9,777	—	—	0,775
Ober-Salzbrunn . . .	2,946	—	—	1,167	—	—	8,151
Roisdorf . .	3,672	—	—	14,60	—	—	6,046
Luhatschowitz	—	—	—	31,86	—	—	44,0
Hall in Oesterreich	—	0,680	—	84,58	—	3,350	—
Adelheidsquelle . . .	—	—	—	36,90	—	—	4,25
Elmen . . .	4,440	6,621	11,320	375,369	5,240	1,145	—
Kreuznach . .	—	—	—	59,66	0,679	2,561	—
Heiße:							
Wiesbaden .	0,700	—	0,420	44,22	0,790	5,480	—
Bitterwasser:							
Seidlitz . . .	—	104,0	8,000	—	3,000	—	—
Saidschütz . .	27,11	78,73	2,496	—	2,606	—	—
Püllna . . .	123,8	93,08	2,600	—	1,966	—	—

...ſſer.

16 Unzen an Granen.

...Kohlens. Kalkerde.	Kohlens. Eisenoxydul.	Kohlens. Mang Oxyd.	Kieselsäure.	Brom-Magnesium.	Brom-Natrium.	Jod-Magnesium.	Jod-Natrium.	Kub Z Kohlens. Gas.
.187	unbe-rücks.	Spur.	0,302	—	—	—	—	28,47
.920	0,065	Spur.	—	—	—	—	—	26,19
651	0,355	0,0008	0,864	—	0,063	—	0,000002	30,57
254	0,279	0,089	—	—	—	—	—	37,55
333	0,036	Spur.	0,338	—	—	—	—	25,63
.165	0,056	Spur.	0,120	—	—	—	—	19,00
484	0,199	0,015	0,246	—	4,614	—	0,069	16,60
—	—	—	—	—	—	—	5,530	—
504	—	—	0,122	—	0,300	—	0,912	—
425	0,504	—	0,062	4,526	—	—	Spur.	1,25
613	0,364	—	0,031	1,367	6,602	—	0,044	3,980
650	0,078	—	—	Spur	—	Spur	—	6,879
000	—	—	—	—	—	—	—	—
838	0,108	0,028	0,061	—	—	—	—	5,696
770	—	—	0,176	—	—	—	—	—

Daher ihre Anwendung trefflich bei Verstopfungen der Eingeweide, bei Drüsenkrankheiten und allen scrofulösen Zufällen, bei langwieriger Verschleimung der Brust und des Unterleibs, bei Gelbsucht, Würmern, Lungensuchten aller Art, wenn der Ueberfluß von Kochsalz oder kohlensaurem Gas nicht zu groß ist, und unter dieser Bedingung auch bei allen Arten von inneren Vereiterungen, hektischen Fiebern und Krankheiten der Nieren, selbst Steinerzeugung.

Contraindicationen haben sie fast gar nicht. Nur sey man vorsichtig mit dem Gebrauch derjenigen, welche sehr reich an kohlensaurem Gas sind, da, wo große Geneigtheit zu Bluthusten ist.

Kohlensäure und kohlensaurer Gehalt der Mineralwasser.

Das, was allen Mineralwassern den eigentlichen Geist und das Leben giebt, was sie eben zu mineralischen, d. h. mineralische Bestandtheile in sich aufgelöset enthaltenden Wassern macht, ist unstreitig die Kohlensäure und das kohlensaure Gas. Je reicher ein Wasser daran ist, desto geistreicher, belebender und verdaulicher ist es, und desto mehr kann man auch auf andere darinnen enthaltenen Stoffe schließen. Je weniger es davon enthält, desto matter, ärmer, unverdaulicher und unwirksamer ist es.

Es gehört zu den ausgezeichnetsten Vorzügen der neuen Heilkunst, daß wir durch die pneumatische Chemie die gasförmigen Stoffe besser kennen und benutzen gelernt haben, und unter diesen behauptet die Kohlensäure und das kohlensaure Gas gewiß die vorzüglichste Stelle. Deswegen, und weil es eben in den Mineralwassern eine Hauptrolle spielt, und dennoch in den meisten Arzneimittellehren nur unvollkommen abgehandelt wird, habe ich es für nützlich gehalten, hier es noch besonders zum Gegenstand der Untersuchung in Absicht seiner Wirkungen auf den Organismus zu machen, und eine tabellarische Uebersicht derselben nach ihrem Gehalt an kohlensaurem Gas beizufügen.

Der allgemeine Charakter der Wirkung ist belebend, aufregend, sowohl Nerven- als Gefäßsystem, sowohl producirende als secernirende Organe afficirend, vorzüglich aber die Secretionen mächtig befördernd; durch unmittelbaren Uebergang ins Blut selbst den chemischen Zustand desselben, und dadurch auch der Secretionen daraus qualitativ bestimmend, insonderheit der Lungen, die, als das vorzüglichste Kohlenstoff absondernde Organ, davon am meisten erfüllt und durchdrungen werden.

Die nächste Wirkung bei dem inneren Gebrauch ist auf Magen und Darmkanal, und diese ist höchst ausgezeichnet. Im gesunden Zustand erhöht sie die Sinnlichkeit und Thätigkeit desselben, Appetit, Verdauungskraft, Assimilation, Absonderung, peristaltische Bewegung, Leibesöffnung.

Im kranken Zustand ist das merkwürdigste die specifische brechenstillende Kraft, die kein Mittel in dem Grade besitzt, wie sie. Bei allen Arten des Erbrechens, das von wahrer Magenentzündung allein ausgenommen, ist mir kein Mittel bekannt, welches so gewiß, so ohne alle nachtheiligen Nebeneigenschaften und Folgen, und so schnell das Erbrechen und jene eigenthümliche Sensation der Magennerven, die Uebelkeit, stillte, als dieses. Nicht blos bei dem fortdauernden Erbrechen, welches nach dem Genusse zu starker Brechmittel, oder Indigestionen, oder im Magen selbst erzeugter gallichter und anderer Schärfen entsteht, sondern auch da, wo es durch erhöhte Sensibilität, krampfhaften Zustand, sympathische Reizung des Magens, z. E. Schwangerschaft, Nieren und Gallensteine, oder Metastasen erzeugt wird, leistet es diese Wirkung. Ja selbst bei dem chronischen, täglich wiederkehrenden, Monate und Jahre lang dauernden, den Kranken zuletzt bis aufs äußerste abzehrenden Erbrechen schafft sie die sicherste Erleichterung, gewiß auf eine Zeit lang Ruhe, ja selbst zuweilen vollkommene Hülfe. — Ich habe Beispiele gesehen, wo schon alle Zeichen anfangender Kallositäten oder andere Desorganisationen des Magens vorhanden waren, wo das Erbrechen schon drei, vier Monate gedauert hatte, und noch durch den fortgesetzten Gebrauch dieses Mittels radical gehoben wurde, so daß es mir wahrscheinlich ist, daß selbst anfangende Verhärtungen und Desorganisationen des Magens dadurch aufgelöset werden können.

Dieser Wirkung zunächst folgt als die ausgezeichnetste die auf die Lungen. Sey es nun die chemische Wirkung des in das Blut aufgenommenen, und in den Lungen sich zunächst und am reichlichsten sich absondernden Kohlenstoffs, oder seines specifischen Reizes — wahrscheinlich beides zugleich, wie dies wohl immer der Fall seyn mag — genug, die Erfahrung überzeugt uns davon, theils dadurch, daß bei reizbaren und zu Congestionen geneigten Lungen sehr leicht Bluthusten davon entsteht, theils dadurch, daß bei Lungensüchtigen so wohlthätige, ja oft ausgezeichnet herrliche Wirkungen davon erfolgen. Denn es bleibt ausgemacht, daß die Kohlensäure zu den wenigen Mitteln gehöre, die bei allen Arten der Lungensucht, sowohl der schleimichten, als eiterigten, als skrofulösen, wohlthätig wirken, den Auswurf erleichtern, verbessern und vermindern, und das hektische Fieber weniger machen, ja daß dieses Mittel schon zuweilen völlige Heilungen hervorgebracht hat. Ich berufe mich auf die von mir und andern gemachten Erfahrungen von den Wirkungen des Selterser und ähnlicher einfachen kohlensauren Wasser.

Aber nicht blos bei Lungeneiterungen, sondern bei allen Vereiterungen innerer Eingeweide, der Leber, Nieren, Gedärme, des Gekröses u. s. w., ist sie eines unsrer besten Heilmittel, indem sie nicht allein die Ausleerung des Eiters, folglich die Reinigung des Geschwürs, befördert, sondern auch durch die Verbesserung der Absonderung, die Erzeugung des Eiters verbessert und mindert, und zugleich eine ganz eigenthümliche Kraft besitzt, die durch die Aufnahme des Eiterstoffs ins Blut erzeugte Dyskrasie zu verbessern, den dadurch entstehenden Fieberreiz des Gefäßsystems (das schleichende Fieber) zu mindern, und der dadurch bewirkten Neigung zur Fäulniß vorzubeugen.

Zunächst nach dem Darmkanal und Lungen, sind wohl die Nieren das Organ, worauf dieser Stoff am stärksten einwirkt. Schon im gesunden Zustand ist nach seinem Genuß vermehrte Absonderung der Nieren, ein häufiger und wässeriger Urinabgang, die Folge. Bei Krankheiten der Nieren und Urinwege aber zeigt sich diese Wirkung in weit auffallenderm Grade. Dahin gehört die Verschleimung dieser Organe (Nieren- und Blasenkatarrh), das erschwerte, schmerzhafte, unterdrückte Harnen, ganz besonders aber die Gries- und Steinerzeugung, jener eigenthümliche Fehler der Secretion, wodurch dieses bestimmte neue chemisch-organische Product hervorgeht. Hier ist nach dem Zeugniß Aller, und auch meinen Erfahrungen, gewiß die Kohlensäure eines der kräftigsten Heilmittel, und ich weiß Menschen, die, an dieser Krankheit ihr ganzes Leben hindurch leidend, dieses Mittel, wenn auch nicht völlig geheilt, dennoch in einem äußerst leidlichen Zustand erhalten worden sind. Auch sind mir Beispiele bekannt, wo selbst kleine Steine dadurch abgetrieben wurden.

Bei übermäßiger Ergießung oder faulichter Verderbniß der Galle in dem Darmkanal, überhaupt bei allen faulichten Anhäufungen und Gährungen in diesem Organe, ist sie eines der trefflichsten Heilmittel, theils durch chemische Verbesserung, theils durch Ausleerung des Stoffes; daher sie bei solcher Art Diarrhöen, Ruhren, Cholera, selbst bei gastrisch-faulichten Fiebern unleugbar große Verdienste hat.

Ueberhaupt aber scheint dieser Stoff weniger auf das Nervensystem, die Sensibilität, als auf das Blut und das Gefäß-System, die Irritabilität, und auf die unmittelbar von dem Blutsystem abhängenden chemisch-organischen Prozesse, Absonderungen und Reproductionen, zu wirken. Das Blut selbst erhält dadurch einen mehr carbonisirten chemischen Charakter, der gewiß für die Umstimmung des Gefäßsystems im Ganzen, manche Arten der fieberhaften Reizung, und manche Verderbniß der Säfte und Secretionen, höchst vortheilhaft ist. Daher wir nicht blos in schleichenden, sondern auch in nervösen, faulichten Fiebern, im Scorbut, selbst bei faulichten, gangränösen, krebsartigen Geschwüren treffliche Wirkungen davon sehen. Auch ist eine eigenthümliche Wirkung desselben, eine gewisse Turgescenz des Bluts, die leicht Congestionen und Blutergießungen erzeugt; und hierauf gründet sich eines Theils eine Vorsicht bei der Anwendung im Falle großer Geneigtheit zu Hämorrhagien, aber auch eine höchst vortheilhafte Benutzung zur Beförderung unterdrückter Blutflüsse, z. B. der monatlichen Reinigung, der Lochien, der Hämorrhoiden. Hier verdient es oft den Vorzug vor allen andern anzuwendenden Mitteln, da es diese Wirkung ohne eine bedeutende Erhitzung des Bluts im Ganzen erzeugt, die die Wirkung der meisten andern Mittel dieser Klasse begleitet, und ihre Anwendung unsicher, ja oft gefährlich macht.

Aeußerlich und örtlich angewendet, ist es ein wirksames Mittel zur Reinigung und Heilung alter bösartiger, oder brandiger, oder krebsartiger Geschwüre, zur Dämpfung der örtlichen Fäulniß und des üblen Geruchs, zur Heilung hartnäckiger Hautkrankheiten; als Klystier angewendet, zur Reinigung des Darmkanals, Beförderung der Leibesöffnung, Heilung der Schleimhämorrhoiden, als Muttereinspritzung oder als Dunstbad*) zur Hei-

*) Ein solches Dunstbad steht in Pyrmont, Meinberg und andern an kohlensauerm Gas sehr reichen Bä-

lung des weißen Flusses, der Unfruchtbarkeit, der unterdrückten monatlichen Reinigung. Besonders aber ist es als örtliches Mittel zur Inspiration bei Lungensuchten empfohlen und angewendet worden, in der Voraussetzung, daß es, im Fall der Grund des Uebels eine krankhafte Secretion wäre, dieselbe verbessere, im Fall es Eiterung wäre, dieselbe durch Verminderung des Sauerstoffgas in der Atmosphäre (so wie die Abhaltung desselben durch Verband der Geschwüre), oder durch seine eigenthümliche, bei äußern Geschwüren erprobte Kraft, heilen würde. Man hat es, zu ein Dritttheil der Atmosphäre beigemischt, einathmen lassen, und es hat das hektische Fieber vermindert, den Auswurf verbessert, erleichtert und vermindert, den Husten beruhigt, das Athemholen freier gemacht, ja auch zuweilen völlige Heilung zu Stande gebracht.

Gegen-Anzeigen gegen den Gebrauch dieses Heilmittels sind nur zwei: wahre Entzündung und große Geneigtheit zu Blutflüssen, daher auch bei Schwangerschaften sein Gebrauch unsicher ist, da es bei sehr reizbaren Subjecten und bei Geneigtheit zum Abortus denselben befördern kann.

dern als eine Luftschicht von mehrern Fußen Durchmesser über der Quelle, und wird leicht und häufig durch das bloße Darübersitzen zu dieser Absicht benutzt.

Tabelle

nach dem Gehalt an kohlensaurem Gas in einem Pfunde.

Pyrmont	44,920	Kub. =	Zoll.
Driburg	41,630	=	=
Eger	40,830	=	=
Wildungen	40,550	=	=
Cudowa	40,500	=	=
Schwalheim	37,555	=	=
Liebenstein	37,000	=	=
Brückenau	35,500	=	=
Meinberg	34,116	=	=
Bilin	33,580	=	=
Bocklet	31,000	=	=
Kissingen	30,570	=	=
Selters	28,470	=	=
Flinsberg	27,820	=	=
Imnau	26,000	=	=
Ober = Salzbrunn	25,630	=	=
Wildungen	24,000	=	=
Geilnau	23,776	=	=
Liebwerda	23,040	=	=
Kannstadt	23,330	=	=
Hofgeismar	22,160	=	=
Schwalbach	22,000	=	=
Spaa	22,000	=	=
Göppingen	19,700	=	=
Fachingen	19,687	=	=
Schwollen	17,330	=	=
Godesberg	16,000	=	=

sorgfältig beobachtet, am wenigsten dem Arzte. Welche Verschiedenheit der Lebenswärme (einer durch Vitalität höher potentiirten, mit Lebensimpuls ausströmenden Wärme), und der sogenannten todten, durch chemische Zersetzung erzeugten! Sie gehört ja selbst zu den diagnostischen Unterscheidungszeichen des Faulfiebers vom entzündlichen, und das Auflegen einer warmen Hand wird ganz andere Wirkungen hervorbringen, als das Auflegen eines erhitzten todten Körpers, lebendige Erwärmung ganz anders beleben, als todte. — Ferner, welcher Unterschied der strahlenden Sonnenwärme und der gewöhnlichen künstlichen! — Und endlich, welcher Unterschied, nach dem oben angezeigten, zwischen der gewöhnlichen und vulkanischen, die wir als ein Product des innern Lebens der Erde, des ewigen und unbekannten, aber gewiß existirenden chemischen und galvanischen Prozesses im Innern der Erde betrachten müssen, des Centralfeuers der Alten, was zwar im Innern kein Flammenfeuer ist, sondern es nur erst bei seinem Ausbruche durch die Oberfläche in der Berührung mit der atmosphärischen Luft wird (so wie bei dem lebenden Organismus), aber wohl gar Hitze bis zu dem höchsten Grade erzeugen kann.

Auch diese Wärme gehört demnach mit zu den lebendigen Wärmen, und man könnte also für jetzt folgende Arten von Wärmen annehmen. Erstens lebendige Wärme, die Sonnenwärme, die Erdwärme oder vulkanische (Product des innern Erdenlebens), und die animalische Lebens=

wärme; zweitens todte Wärme, durch rein chemische Zersetzung hervorgebracht.

Es ist nicht unmöglich, daß dereinst die Physik eben so gut verschiedene Arten der Wärme annimmt, als sie jetzt verschiedene Arten der Luft anerkennt. Die Zeit ist noch nicht gar lange vorbei, ja der Verfasser hat sie selbst erlebt, wo sich noch Niemand etwas davon träumen ließ.

Ein Wort über den Unterschied natürlicher und künstlicher Mineralwasser.

Schon lange versuchten es die Chemiker, diese köstlichen Naturprodukte künstlich nachzuahmen, und des berühmten Bergmanns schon vor 40 Jahren dankgerechte Versuche sind bekannt. Hrn. Dr. Struve ist es in neuerer Zeit gelungen, durch unermüdeten Fleiß und Anwendung der vollendetsten chemischen Kunst und Wissenschaft, Nachahmungen derselben darzustellen, die die größte Aehnlichkeit mit den natürlichen haben, und gewiß den höchsten Grad der Vollkommenheit erreichen, dessen die Kunst fähig ist.

Sie sind daher als treffliche Surrogate der natürlichen und als höchst schätzbare Bewahrungen unsers Arzneivorraths zu betrachten und zu schätzen, und für Jeden, der sie nicht an der Quelle trinken, oder wegen großer Entfernung die natürlichen gar nicht oder nur mit Mühe und Kosten erhalten kann, ein großer Gewinn und dankbar zu benutzen.

Aber sie den natürlichen ganz gleichzustellen, oder sie für identisch mit diesen zu halten, erlauben mir folgende Gründe nicht.

Erstens, ist die Chemie noch nicht geschlossen. Täglich werden selbst in den Mineralwassern noch neue Bestandtheile entdeckt, und wie ganz anders wird die Analyse der Mineralwasser in 10 Jahren aussehen, als jetzt! Wie verschieden war sie vor 20 Jahren! — Es bedarf ja nur der Entdeckung eines neuen feinen Reagens, und eine neue Welt von Stoffen kann sich aufthun, so gut wie durch die Entdeckung eines schärfern Mikroskops eine neue Welt von Geschöpfen! — Man kann also eigentlich die Jahrzahl dazu setzen und sagen: das sind die Mineralwasser von 1830, also nur für jetzt ähnlich, das heißt, so viel wir im Jahre 1830 davon wußten. Daher gebührt den natürlichen der Vorzug, und wer es haben kann, benutze sie!

Zweitens kennen wir ja die geheimnißvollen Operationen der Natur, die im Innern der Erde vorgehen und auf Bereitung der Mineralwasser wirken, noch bei weitem nicht so genau, um sagen zu können, das, was wir binnen einigen Stunden im Laboratorio machen, ist das Nämliche, was die Natur im Innern der Erde, vielleicht in Jahren, bereitet hat. Mir scheint selbst die Zeit ein höchst wichtiges Ingrediens der Naturoperation zur gehörigen Reifung eines Products, wie wir dies in der Pflanzenwelt an dem Unterschied der natürlich gereiften und künstlich getriebenen Producte sehen.

Drittens: eine innigere Verbindung und Verschmelzung der Stoffe und Bestandtheile in den natürlichen Mineralwassern ist gar nicht abzuleugnen, und wahrscheinlich aus dem eben Gesagten herzuleiten. Unleugbar ist z. B. die Verbindung der Kohlensäure mit dem Wasser im natürlichen Selterser Wasser weit inniger und dauerhafter, als im künstlichen. Dies ist aber für die Wirkung höchst wichtig. Denn die Kohlensäure entbindet sich bei letzterm zum Theil schon im Munde und Magen, (was der Unkundige für einen reichern Antheil an Kohlensäure hält), wird durch Ructus wieder ausgestoßen, und dringt weniger mit dem Wasser gebunden in die Gefäße und in die Substanz des Organismus ein. Dasselbe gilt von andern feinen Verbindungen.

Viertens: ist denn das, was die chemische Analyse findet, auch wirklich Educt oder nur Product? Das heißt, ist das, was sie findet, auch wirklich so in dem Wasser gewesen, oder in und durch die lebendige Verbindung mit demselben nun eine ganz andere Gestalt und Verbindung? — Auch darüber kann die Chemie keinen Aufschluß geben, da sie das Leben selbst nicht analysiren kann.

Und endlich, wer kennt die geheimen feinen Kräfte und Agentien der Natur, so im Innern der Erde walten, die sich zum Theil unsern Sinnen ganz entziehen und also weder erkennbar noch wägbar sind? — Die Chemie nennt sie gewöhnlich die Imponderabilien, das, was nicht ins Gewicht fällt. Wir kennen nur die Electricität, den Galvanismus, den Magnetismus. Aber wie manche andere mag es noch geben, welche in den Mineralwassern wirksam sind, sich der chemischen Analyse, ja selbst den gewöhnlichen Sinnen entziehen, und dennoch im lebenden Organismus von großer Wirksamkeit und

Bedeutung sind. — Ich erinnere nur an die herrlichen Thermen von Gastein und Pfäfers. Noch hat die Chemie fast nichts von festen Bestandtheilen in ihnen entdeckt, und dennoch, welche außerordentliche Kräfte zeigen sie im lebenden, kranken Organismus!

Vergessen wir doch nie, daß der lebende Körper das feinste Reagens ist, welches kein chemisches erreicht, ja daß durch Krankheiten selbst dieses Reagens noch weit höher und feiner gesteigert werden kann, so daß es Stoffe und Kräfte der Natur empfinden und darauf reagiren kann, von deren Daseyn keine Chemie etwas ahnet.

Dadurch eben unterscheidet sich die Chemie von der Medicin. Jene hat es mit der todten Natur zu thun, diese mit der lebenden. Jene darf nur das als existirend anerkennen, was meßbar und wägbar ist, und sie thut Recht daran. Die Medicin aber lebt im Leben, und sie muß ihre Blicke hinauf richten über die sinnliche Welt, selbst in das Reich des Unsichtbaren und Geistigen, wie sie das Leben in seiner Totalität und Alles, was darauf einwirkt, erfassen soll. Und so ist die Welt des Arztes eine andere, als die des bloßen Chemikers, und wird und muß es ewig bleiben.

Ich schließe also mit der Erklärung: ich halte die künstlichen Mineralwasser, so wie sie Herr Struve darstellt, für eine neue, höchst schätzbare Klasse von Arzneimitteln und für alle Kranke, welche die natürlichen Heilquellen nicht benutzen können, von großem Werth. Aber sie sind keineswegeš als völlig identisch mit den natürlichen zu betrachten; sie sind Nachbildungen, keine Originale, und, wer es haben kann, thut immer besser, die natürlichen zu benutzen. — Der Grund ist ganz einfach dieser: Die Natur ist unendlich, der Mensch aber, mit allem seinen Wissen, endlich.

Kolibri 360 GmbH
Ferdinand-Jühlke-Straße 7
99095 Erfurt, Deutschland
produktsicherheit@kolibri360.de